REZEPTKAPITEL

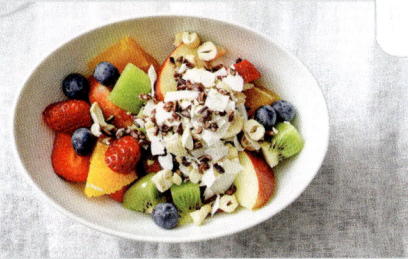

06 FRÜHSTÜCK

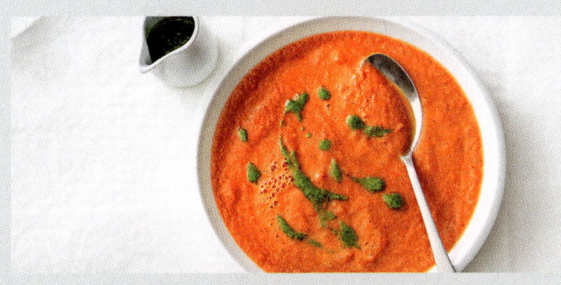

22 MITTAGESSEN

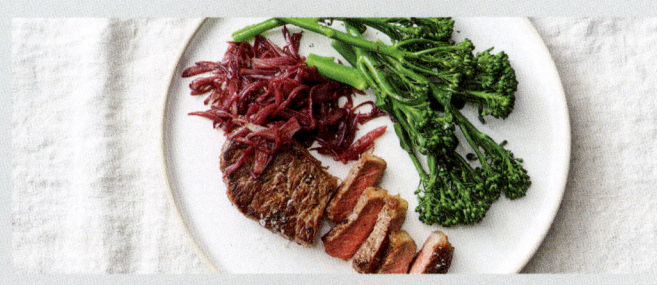

40 ABENDESSEN

PROF. DR. MED. BERND KLEINE-GUNK UND LENA MERZ

Schlank ohne Diät, dazu noch gesünder und besser drauf? Ein Traum? Nein, das gelingt mit Sirtfood. Wie diese Ernährung funktioniert und mit welchen Lebensmitteln sie sich umsetzen lässt, erklären der Ernährungsmediziner Prof. Dr. med. Bernd Kleine-Gunk und die Kochbuchautorin Lena Merz.

Was macht die Sirtfood-Diät besonders?

Bei vielen Diäten geht es hauptsächlich darum, Dinge zu vermeiden. Je nach Diät sind das zum Beispiel Zucker, Fette, Gluten oder Milchprodukte. Die Sirtfood-Diät ist da ganz anders. Ihr Ziel ist es, gezielt solche Nahrungsmittel zuzuführen, die Sirtuine in unserem Körper aktivieren. Da diese in sehr unterschiedlichen Nahrungsmitteln vorkommen, ist die Sirtuin-Diät auch sehr abwechslungsreich.

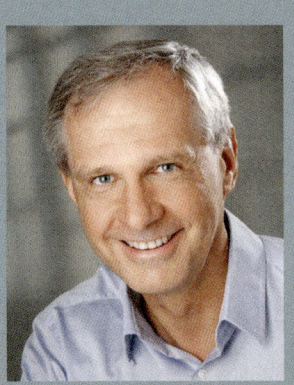

Welche Lebensmittel bevorzugen wir dabei?

Es gibt zweifellos Unterschiede im Grad der Wirksamkeit der einzelnen Substanzen. Wir würden aber nur ungern einen »Sirtuin-Star« ausrufen. Früher hat man tatsächlich das Resveratrol, also den Inhaltsstoff des Rotweins, als besonders wirksam herausgestellt. Inzwischen weiß man: Nur durch den Konsum von Rotwein alleine lassen sich die Sirtuine nicht ausreichend aktivieren.

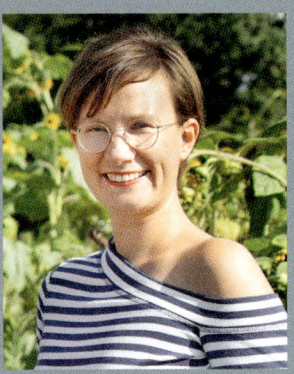

Dazu müsste man tatsächlich mehrere Liter trinken. Deshalb empfehlen wir Ihnen: Setzen Sie nicht auf einen einzelnen Inhaltsstoff, sondern nutzen Sie die ganze Vielfalt der Sirtuinaktivatoren.

Wie klappt die Sirtfood-Küche?

Um sirtuinreich zu kochen, bedarf es eines bunten Speiseplans. Da die meisten sirtuinreichen Lebensmittel pflanzlich sind, gelingt es leicht regenbogenbunt zu kochen: Kaufen Sie grüne, rote, gelbe und blaue Lebensmittel, dazu braune Buchweizenpasta, gelbe Kurkuma und grüne Kräuter. Statt zu Milchprodukten und Fleisch greifen Sie zu pflanzlichen Sojaprodukten. Sirtuine tun also nicht nur was für einen gesunden Körper, sondern auch für eine gesunde Umwelt.

PROF. DR. MED. BERND KLEINE-GUNK | LENA MERZ

SCHLANK MIT SIRTFOOD

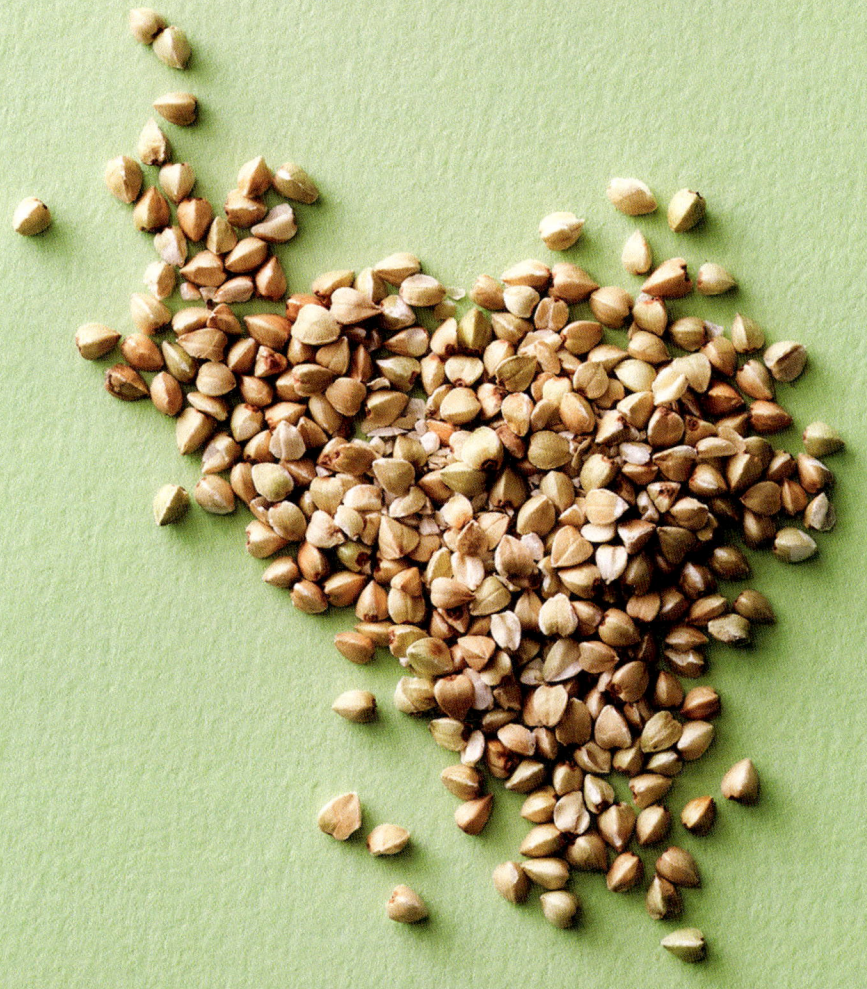

FOTOGRAFIE: COCO LANG

INHALT

Öffnen Sie die Klappen dieses Buches.
Dort finden Sie die wichtigsten Infos zum Thema auf einen Blick!

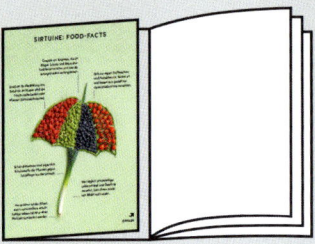
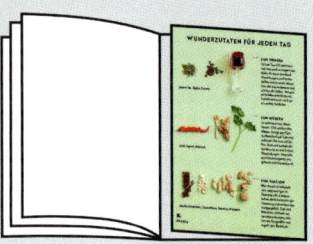
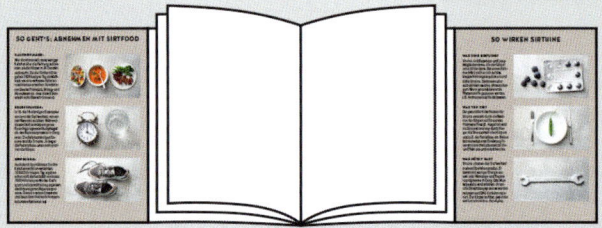
GU CLOU

Wussten Sie schon, dass ...?
Entdecken Sie bei einigen ausgewähl-
ten Rezepten ganz besondere Tipps
mit verblüffendem Insiderwissen.
Aha-Momente garantiert!

Mit diesem Symbol sind alle vegetarischen
Gerichte gekennzeichnet.

Die Backzeiten können je nach Herd variieren. Unsere Temperaturangaben beziehen
sich auf das Backen im Elektroherd mit
Ober- und Unterhitze.

Sammeln Ihrer Lieblingsrezepte
mit der »GU Kochen Plus«-App
(siehe S. 64)

EI IM GLAS MIT FETACREME

2 Eier (M) in ca. 10 Min. hart kochen.

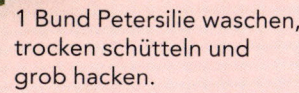

1 Bund Petersilie waschen, trocken schütteln und grob hacken.

Die Petersilie mit 80 g Schafskäse (Feta) und 25 ml Wasser pürieren. Die Creme mit Pfeffer abschmecken und in zwei Gläser füllen.

150 g Kirschtomaten waschen und halbieren. 50 g Kalamata-Oliven (entsteint) in feine Ringe schneiden.

Die Eier pellen, halbieren und auf die Fetacreme legen. Kirschtomaten und Oliven darauf verteilen und servieren. Reicht für 2 Personen.

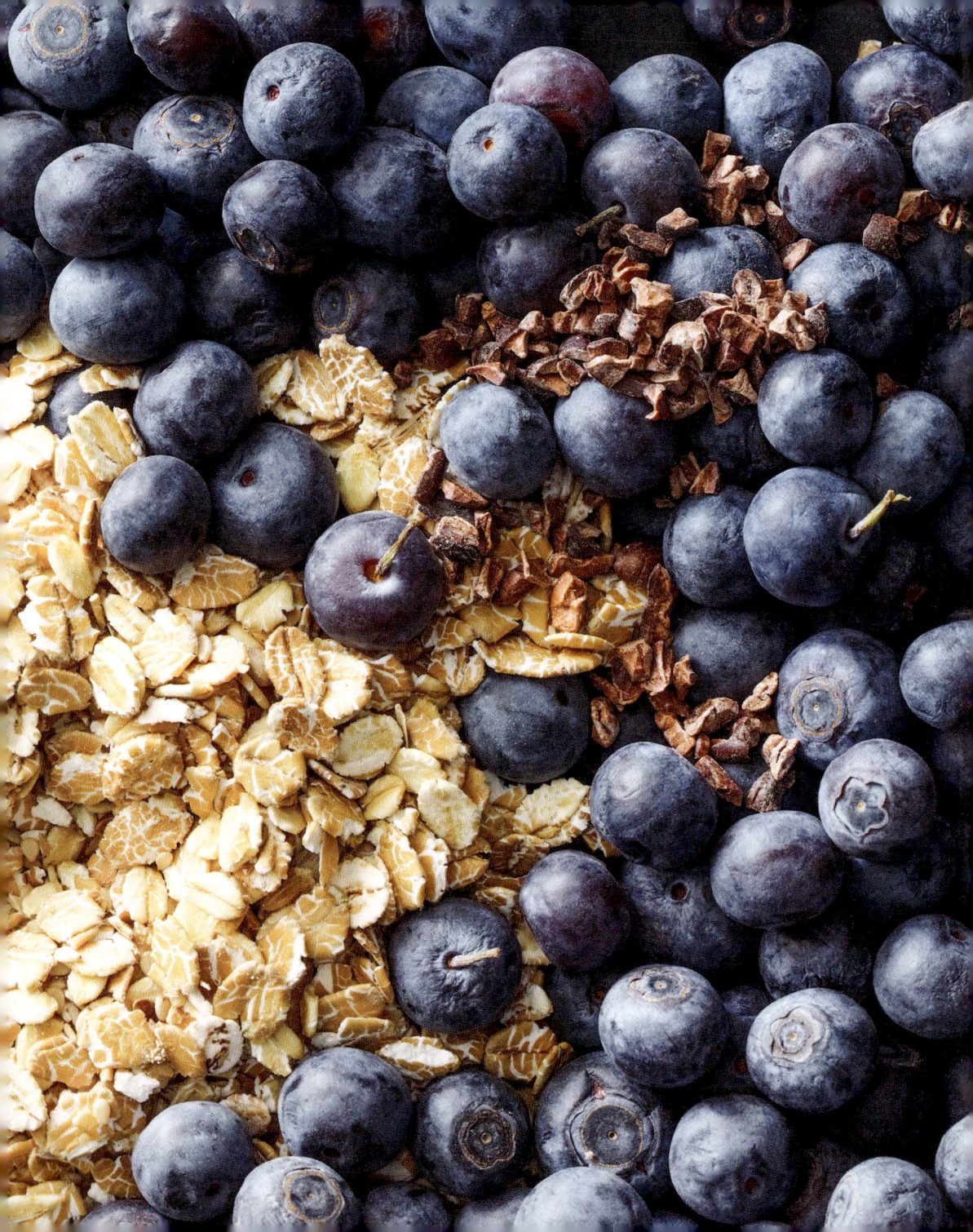

FRÜHSTÜCK

APFELRINGE IN BUCHWEIZENTEIG

GÜNSTIG

20 g Butter
200 g Buttermilch
1 Ei (M)
100 g Buchweizenmehl
50 g Dinkelmehl
1 TL Backpulver
½ TL Zimtpulver
1 großer Apfel (300 g)

DAZU PASST
Wer es süßer mag, beträufelt die gebackenen Apfelringe zusätzlich noch mit Ahornsirup. Kakao-Nibs als Topping geben ihnen noch mehr Crunch.

1 Die Butter in einer großen Pfanne schmelzen. Buttermilch und Ei in einem hohen Rührbecher verquirlen. Die geschmolzene Butter zugeben und gut verrühren.

2 Buchweizenmehl, Dinkelmehl, Backpulver und Zimt mischen. Die Mehlmischung unter die Eiermilch rühren. Den Apfel waschen und das Kerngehäuse mit einem Apfelausstecher entfernen. Den Apfel dann quer in 8 Ringe schneiden.

3 Die Pfanne erneut erhitzen. Die Apfelringe nacheinander in den Backteig legen und mit einer Schöpfkelle als kleine Pfannkuchen in die heiße Pfanne setzen. Bei mittlerer Hitze von beiden Seiten knusprig goldgelb braten. Die Ringe auf zwei Tellern anrichten und sofort servieren.

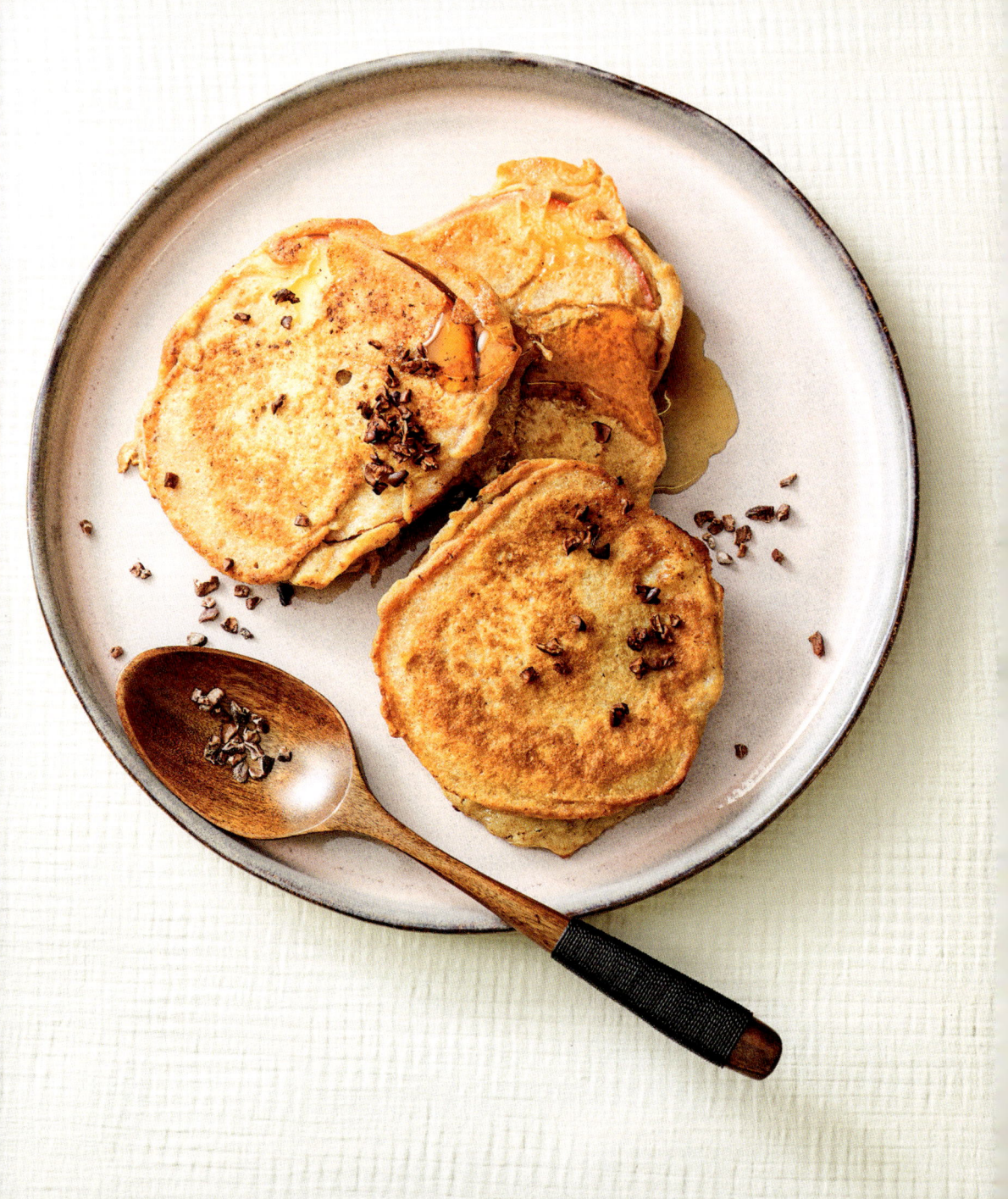

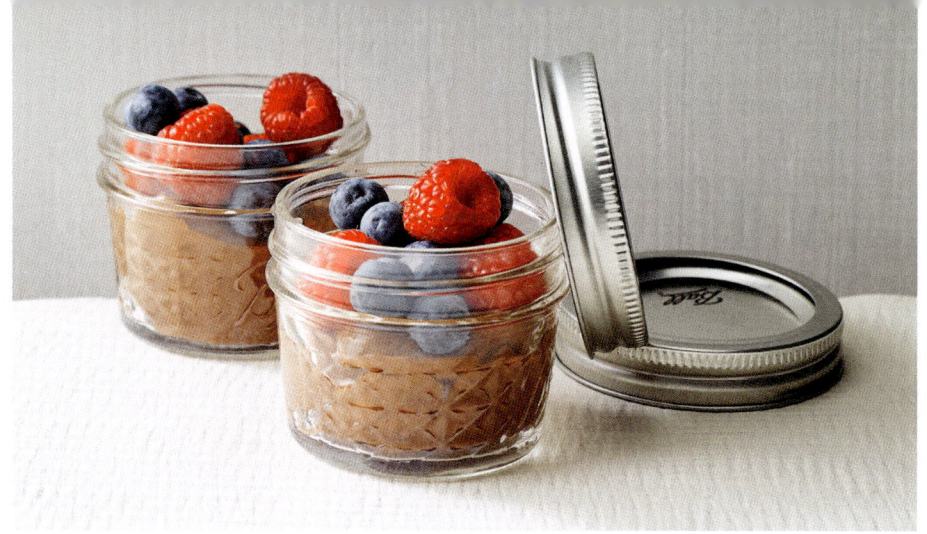

Für 2 Personen • 10 Min. Zubereitung • Pro Portion ca. 200 kcal, 6 g EW, 13 g F, 15 g KH

TOFU-MOUSSE MIT BEEREN ❦

SCHNELL

50 g Zartbitter-Schokolade
(mind. 80 % Kakaogehalt)
½ Bio-Zitrone
100 g Seidentofu
1 EL Honig
1 Msp. gemahlener Kardamom
Salz
60 g Heidelbeeren
60 g Himbeeren

1 Die Schokolade in kleine Stücke brechen und in einer Schüssel über einem heißen Wasserbad schmelzen. Die Zitrone heiß abwaschen, abtrocknen und 1 TL Schale abreiben.

2 Den Seidentofu mit Honig, Kardamom und 1 Prise Salz in einen hohen Rührbecher füllen und mit dem Pürierstab fein mixen. Geschmolzene Schokolade und Zitronenschale zugeben und durchmixen. Die Mousse auf zwei Schraubgläser oder Schalen verteilen.

3 Heidel- und Himbeeren verlesen, bei Bedarf waschen und abtropfen lassen. Die Beeren dann auf der Mousse anrichten und sofort servieren oder bis zum Servieren abgedeckt kühlen. Dabei wird die Tofu-Mousse noch fester.

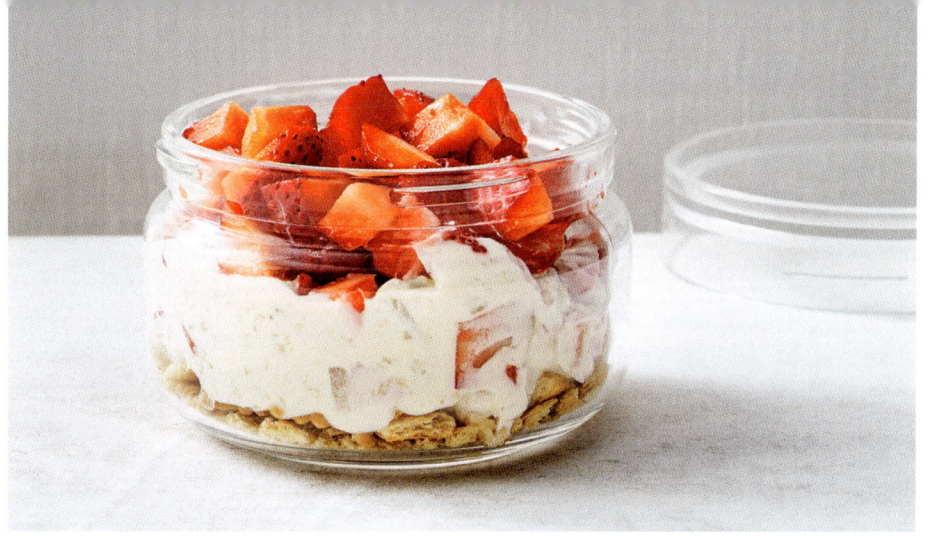

Für 2 Personen • 10 Min. Zubereitung • Pro Portion ca. 210 kcal, 10 g EW, 7 g F, 26 g KH

ERDBEER-KÄSEKUCHEN-OATS

SOMMER-REZEPT

120 g Joghurt
80 g Frischkäse
1 TL Kokosblütenzucker
  (ersatzweise Zucker)
200 g Erdbeeren
2 EL Buchweizenflocken
4 Kekse (z. B. Butterkekse)

1 Den Joghurt mit Frischkäse und Kokosblütenzucker in einer kleinen Schüssel glatt rühren. Die Erdbeeren waschen, putzen und in 1 cm große Stücke schneiden. Die Hälfte der Erdbeerstücke und die Buchweizenflocken unter die Joghurtcreme rühren.

2 Die Kekse grob zerbröseln und in zwei Schraubgläser oder Schalen füllen. Die Joghurtcreme darauf verteilen und mit den restlichen Erdbeeren bestreuen. Die Oats sofort servieren oder abgedeckt über Nacht im Kühlschrank quellen lassen.

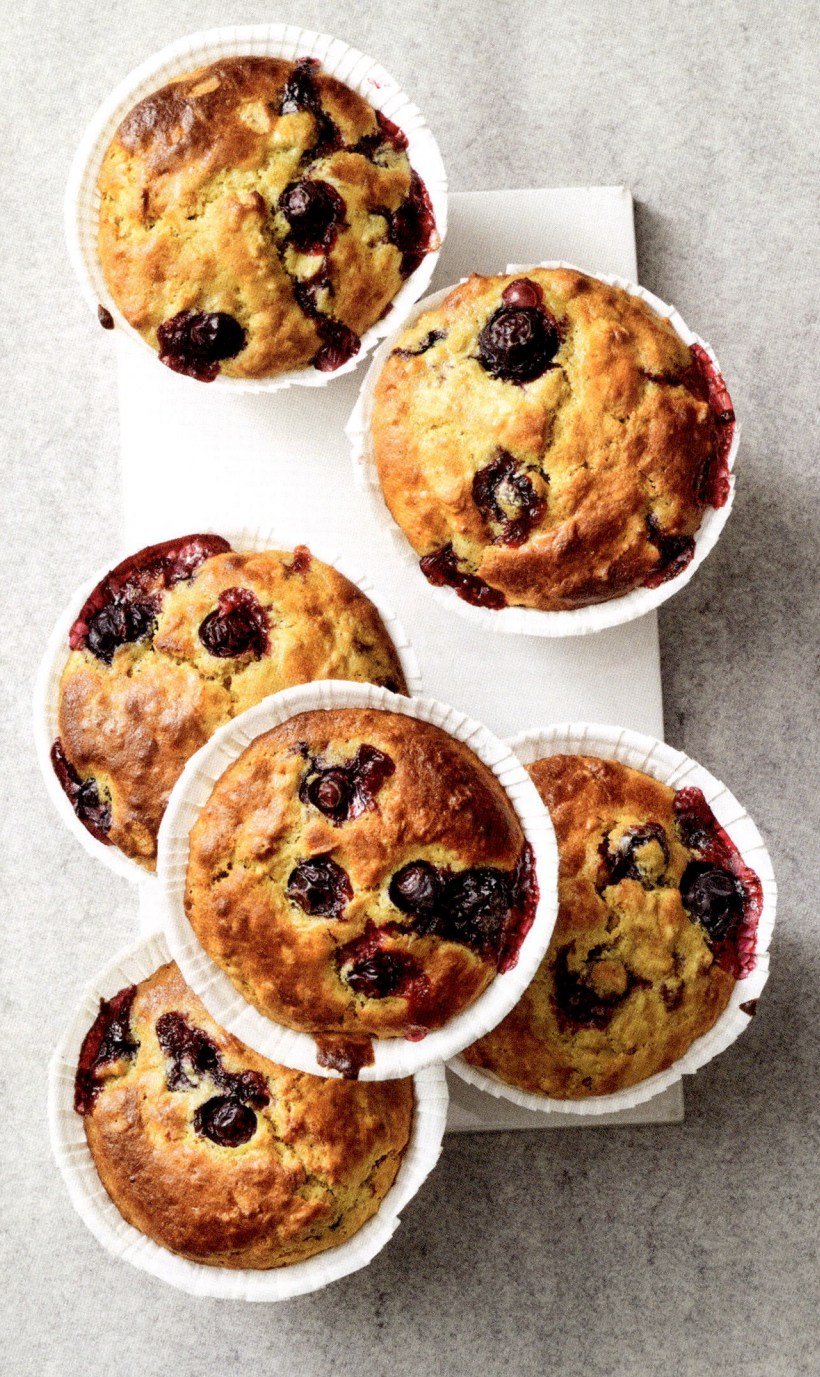

HEIDELBEER-KURKUMA-MUFFINS

FÜRS BÜFETT

125 g Heidelbeeren
65 g feine Haferflocken
75 g Buchweizenmehl
2 TL Backpulver
½ TL gemahlene Kurkuma
schwarzer Pfeffer
2 Eier (M)
90 g Joghurt
30 ml Olivenöl
40 g Honig

AUSSERDEM

6er-Muffinform
6 Muffin-Papierförmchen (ersatz-
   weise passende Backpapier-
   zuschnitte)

TAUSCH-TIPP

Die Muffins können Sie auch
herzhaft zubereiten. Dafür den
Honig weglassen und 50 g ge-
riebenen Käse unterheben. Die
Beeren? Die bleiben drin, denn
sie schmecken prima zu Käse.

1 Den Backofen auf 190° vorheizen, die Papierförmchen in die Mulden der Muffinform setzen. Die Heidelbeeren verlesen, bei Bedarf waschen und abtropfen lassen.

2 Haferflocken, Buchweizenmehl, Backpulver, Kurkuma und 1 Prise Pfeffer in einer Schüssel mischen. Eier, Joghurt, Öl und Honig in einem hohen Rührbecher mit einem Schneebesen verquirlen. Die Mehlmischung zugeben und alles zügig zu einem glatten Teig verrühren. Die Heidelbeeren unterheben.

3 Den Teig in die Förmchen füllen und im Ofen (Mitte) ca. 20 Min. backen. Die Muffins aus dem Ofen nehmen, kurz abkühlen lassen und warm servieren. Zum Aufbewahren in einen Gefrierbeutel legen. Darin bleiben sie ca. 2 Tage frisch.

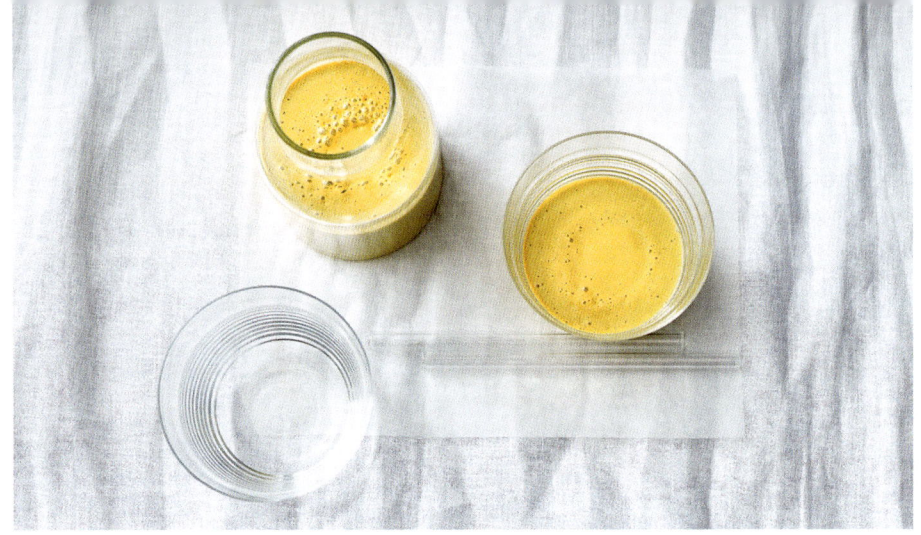

Für 2 Personen • 5 Min. Zubereitung • Pro Portion ca. 165 kcal, 8 g EW, 3 g F, 27 g KH

MANGO-MATCHA-SMOOTHIE 🍃

VITAMINREICH

1 Mango
2 TL Matcha-Pulver
300 ml Sojadrink (ersatzweise
  Kokosmilch, Kokoswasser,
  Mandeldrink)
1 Banane
1 Stück Ingwer (1 cm lang)

1 Die Mango schälen und das Fruchtfleisch auf beiden Seiten flach vom Stein schneiden. Das Mangofruchtfleisch mit Matcha-Pulver und Sojadrink in einen Standmixer füllen.

2 Die Banane schälen, in Stücke brechen und zufügen. Den Ingwer schälen, grob würfeln und ebenfalls in den Mixer geben.

3 Alles bei hoher Geschwindigkeit ca. 1 Min. pürieren. Den Smoothie in zwei Gläser füllen und sofort servieren.

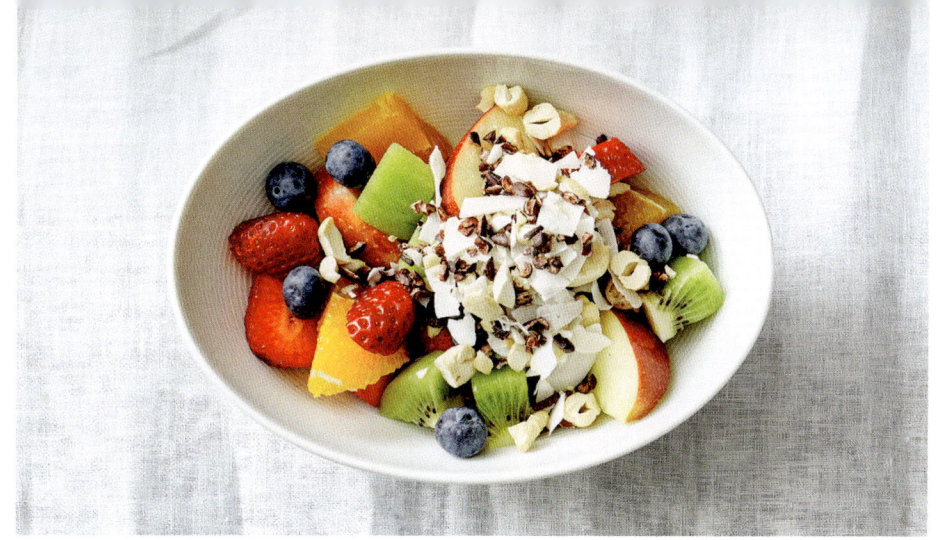

Für 2 Personen • 10 Min. Zubereitung • Pro Portion ca. 335 kcal, 7 g EW, 22 g F, 26 g KH

OBST MIT KAKAO-GRANOLA 🌿

EINFACH

*500 g gemischte Früchte
(z. B. Apfel, Erdbeeren, Heidelbeeren, Kiwi, Orange)
50 g Cashewkerne
20 g Kokoschips
15 g Kakao-Nibs*

1 Die Früchte waschen oder schälen und eventuell das Kerngehäuse entfernen. Die Früchte dann in ca. 1 cm große Stücke schneiden und auf zwei Schalen verteilen.

2 Cashewkerne, Kokoschips und Kakao-Nibs auf einem großen Kü-
chenbrett mischen und mit einem großen Messer grob durchhacken.
Den Obstsalat mit dem Kakao-Granola bestreuen und servieren.

KNÄCKEBROT MIT EDAMAME-HUMMUS UND LACHS

GUT VORZUBEREITEN

FÜR DEN HUMMUS

Salz
200 g TK-Edamame-Bohnen
    (grüne Sojabohnenkerne)
2 Knoblauchzehen
4 EL Zitronensaft
2 EL Tahin (Seampaste)
schwarzer Pfeffer
½ TL gemahlener Kreuzkümmel

FÜR DIE BROTE

4 Scheiben Knäckebrot
100 g Räucherlachs in Scheiben
schwarzer Pfeffer

HUMMUS: In einem großen Topf Salzwasser aufkochen und die Edamamekerne darin ca. 3 Min. blanchieren. In ein Sieb abgießen, kurz abtropfen lassen und in einen hohen Rührbecher füllen. Den Knoblauch schälen, grob hacken und zugeben. Zitronensaft, Tahin, 50 ml Wasser, Salz, Pfeffer und Kreuzkümmel zufügen und alles cremig pürieren. Den Hummus mit Salz und Pfeffer abschmecken.

BROTE: Die Knäckebrotscheiben dick mit Hummus bestreichen. Mit dem Lachs belegen und mit Pfeffer übermahlen. Die Brote auf zwei Tellern anrichten und servieren.

DEKO-TIPP

Noch ein paar frische Sprossen auf die Brote, schon sehen sie besonders dekorativ aus. Außerdem passt der Geschmack der Sprossen wunderbar zu Hummus und Lachs.

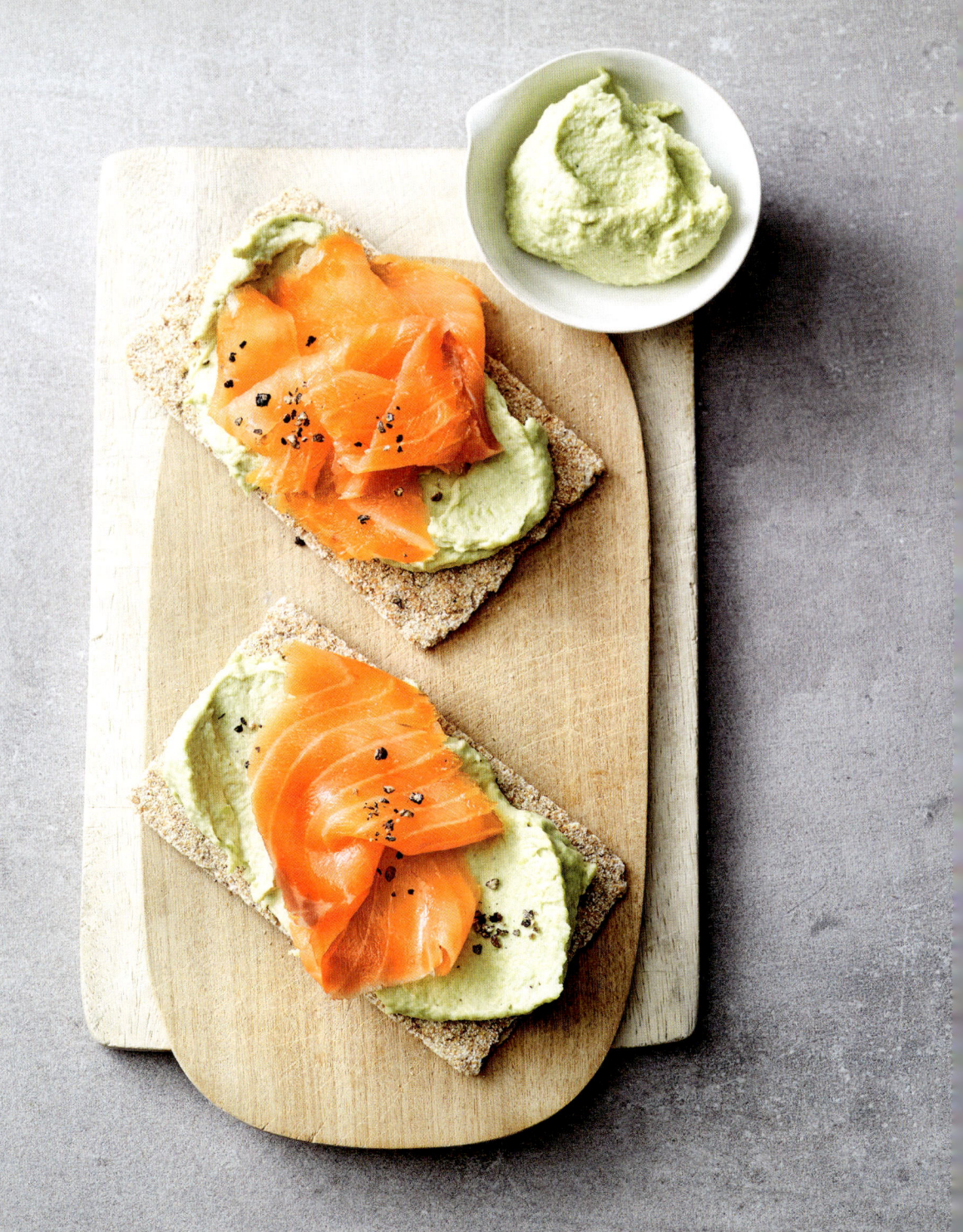

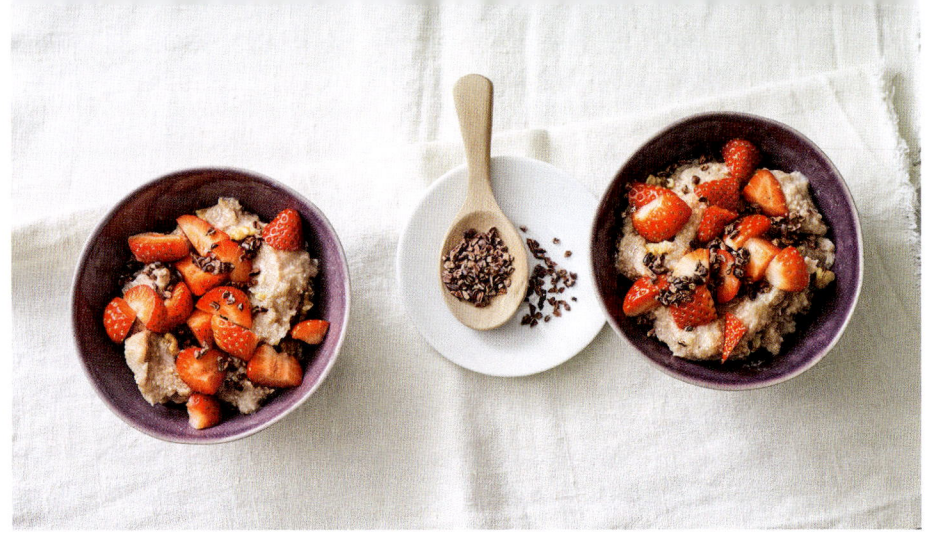

Für 2 Personen • 15 Min. Zubereitung • Pro Portion ca. 365 kcal, 8 g EW, 19 g F, 39 g KH

WALNUSS-ERDBEER-PORRIDGE 🍃

50 g Walnusskerne
1 reife Banane
60 g Buchweizenflocken
  (ersatzweise feine Hafer-
  flocken)
150 g Erdbeeren
1 EL Kakao-Nibs

1 Die Walnüsse grob hacken. Die Banane schälen und in Stücke brechen. Die Bananenstücke mit 300 ml Wasser in einen hohen Rührbecher füllen und pürieren.

2 Bananenwasser, Nüsse und Buchweizenflocken in einen Topf geben. Den Porridge unter Rühren aufkochen, dann bei kleiner Hitze ca. 10 Min. quellen lassen. Dabei regelmäßig umrühren.

3 Die Erdbeeren waschen, putzen und in 1 cm große Stücke schneiden. Den Porridge auf zwei Schalen verteilen und die Erdbeerstücke darauf anrichten. Mit den Kakao-Nibs bestreuen und warm servieren.

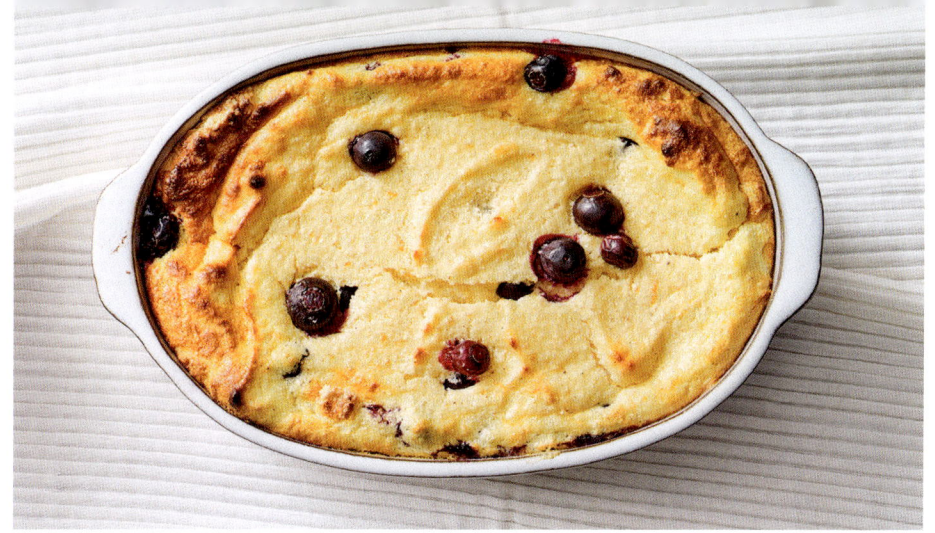

Für 2 Personen • 10 Min. Zubereitung • 30 Min. Backen • Pro Portion ca. 340 kcal, 16 g EW, 16 g F, 38 g KH

SKYR-AUFLAUF MIT BEEREN 🌿

SCHNELL

½ Bio-Orange
125 g Heidelbeeren
2 Eier (M)
40 g Birkenzucker (ersatzweise
    Zucker)
250 g Soja-Skyr
30 g Buchweizengrieß (ersatz-
    weise Weichweizengrieß)
1 Msp. gemahlene Bourbon-
    Vanille

AUSSERDEM
Auflaufform (20 × 12 cm)
Öl für die Form

1 Den Backofen auf 170° vorheizen, die Form dünn mit Öl einfet-ten. Orange heiß abwaschen, abtrocknen und 1 TL Schale abreiben. Heidelbeeren verlesen, bei Bedarf waschen und abtropfen lassen.

2 Die Eier trennen und die Eiweiße steif schlagen. Eigelbe und Bir-kenzucker in einer Schüssel mit den Rührbesen des Handrührgeräts dickschaumig aufschlagen. Skyr, Grieß, Vanille und Orangenschale zugeben und zügig untermischen. Zuletzt den Eischnee unter die Masse ziehen und die Heidelbeeren unterheben.

3 Die Masse in die Form füllen und im Ofen (Mitte) 25–30 Min. backen. Den Auflauf aus dem Ofen nehmen und ca. 5 Min. abkühlen lassen, dabei fällt er leicht zusammen. Warm oder kalt servieren.

RÜHREI-TOFU MIT TOMATEN UND RUCOLA 🍃

VEGAN

200 g Tofu
1 Zwiebel
1 Knoblauchzehe
1 EL Öl
200 g Kirschtomaten
50 g Rucola
½ TL gemahlene Kurkuma
½ TL Kala Namak
schwarzer Pfeffer
1 Msp. Chilipulver
60 g Sojajoghurt
1 Schuss Olivenöl (nach Belieben)

1 Den Tofu mit den Händen in eine Schüssel bröseln. Zwiebel und Knoblauch schälen und sehr fein hacken. Das Öl in einer großen Pfanne erhitzen. Tofu, Zwiebel und Knoblauch darin bei mittlerer bis großer Hitze ca. 7 Min. unter Rühren anbraten.

2 Inzwischen die Tomaten waschen und halbieren. Den Rucola verlesen, waschen und gut trocken schleudern. Rucola und Tomaten auf zwei Teller verteilen.

3 Den Tofu mit Kurkuma, Kala Namak, Pfeffer und Chili würzen und nochmals gut vermischen. Den Joghurt unterrühren und den Rührei-Tofu auf dem Rucola anrichten. Nach Belieben noch mit Olivenöl beträufeln und sofort servieren.

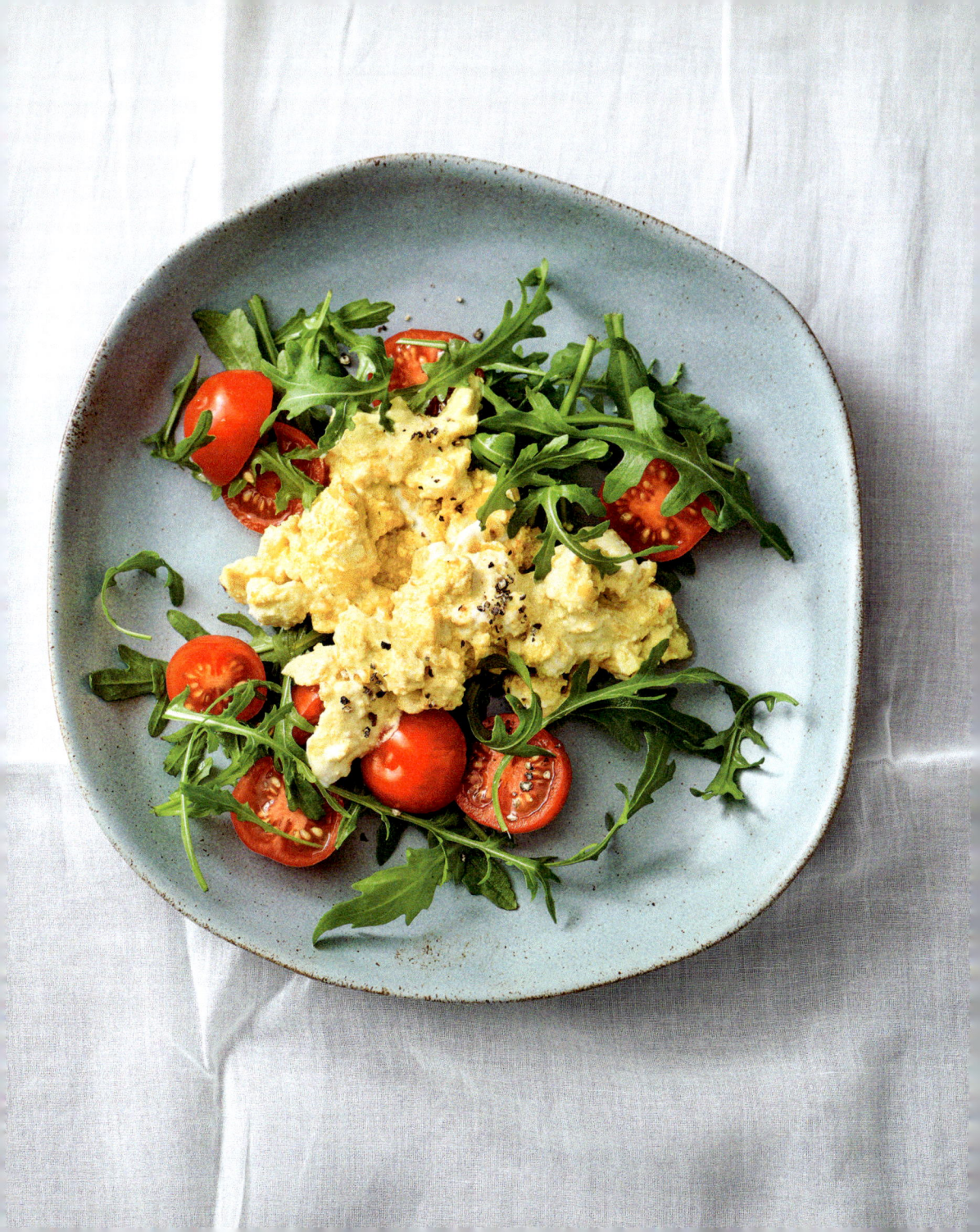

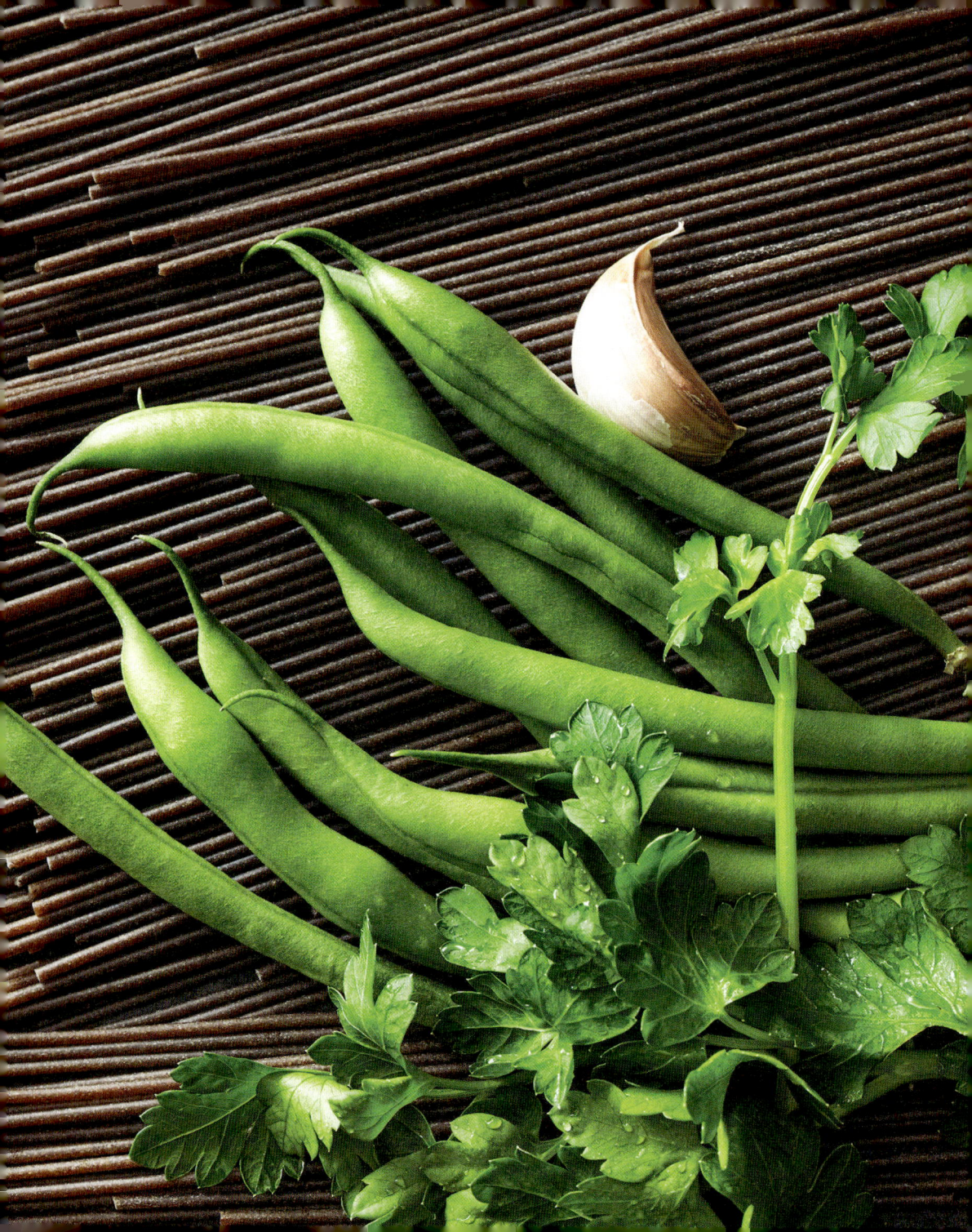

MITTAGESSEN

FRÜHLINGS-SALAT MIT GRANOLA 🍃

NÄHRSTOFFREICH

FÜR DAS GRANOLA

50 g Buchweizen
25 g Sesam
25 g Sonnenblumenkerne
25 g Kürbiskerne
1 TL Korianderkörner
Salz, schwarzer Pfeffer
1 TL flüssiger Honig

FÜR SALAT UND DRESSING

10 Stangen grüner Spargel
3 EL Olivenöl
100 g Pflücksalat
100 g Erdbeeren
2 EL Joghurt
1 EL Aceto balsamico
1 TL Senf
Salz, schwarzer Pfeffer

GRANOLA: Buchweizen, Sesam, Sonnenblumenkerne, Kürbiskerne und Koriander in einer großen Pfanne bei mittlerer Hitze ohne Fett goldbraun anrösten. Dabei die Pfanne immer wieder schwenken, damit die Kerne rundum rösten. Vom Herd nehmen. Salz, Pfeffer und Honig zur Kernemischung geben und sehr zügig untermischen, bis alle Kerne mit Honig umhüllt sind. Das Granola auf einem Teller beiseitestellen.

SALAT: Den Spargel waschen, holzige Enden abschneiden und das untere Drittel schälen. Die Stangen dann in 3 cm lange Stücke schneiden. 1 EL Olivenöl in der Pfanne erhitzen und den Spargel darin unter Rühren ca. 5 Min. anbraten.

Inzwischen den Salat waschen und trocken schleudern. Salat und Spargel auf zwei Tellern anrichten. Erdbeeren waschen, putzen, vierteln und auf dem Salat verteilen.

DRESSING: Joghurt, restliches Öl (2 EL), Essig und Senf verrühren und mit Salz und Pfeffer abschmecken. Das Dressing über den Salat träufeln. Den Salat auf zwei Tellern anrichten und jeweils ein Viertel vom Granola daraufstreuen. Das restliche Granola abkühlen lassen und zum Aufbewahren in ein Schraubglas füllen. So ist es ca. 2 Wochen haltbar.

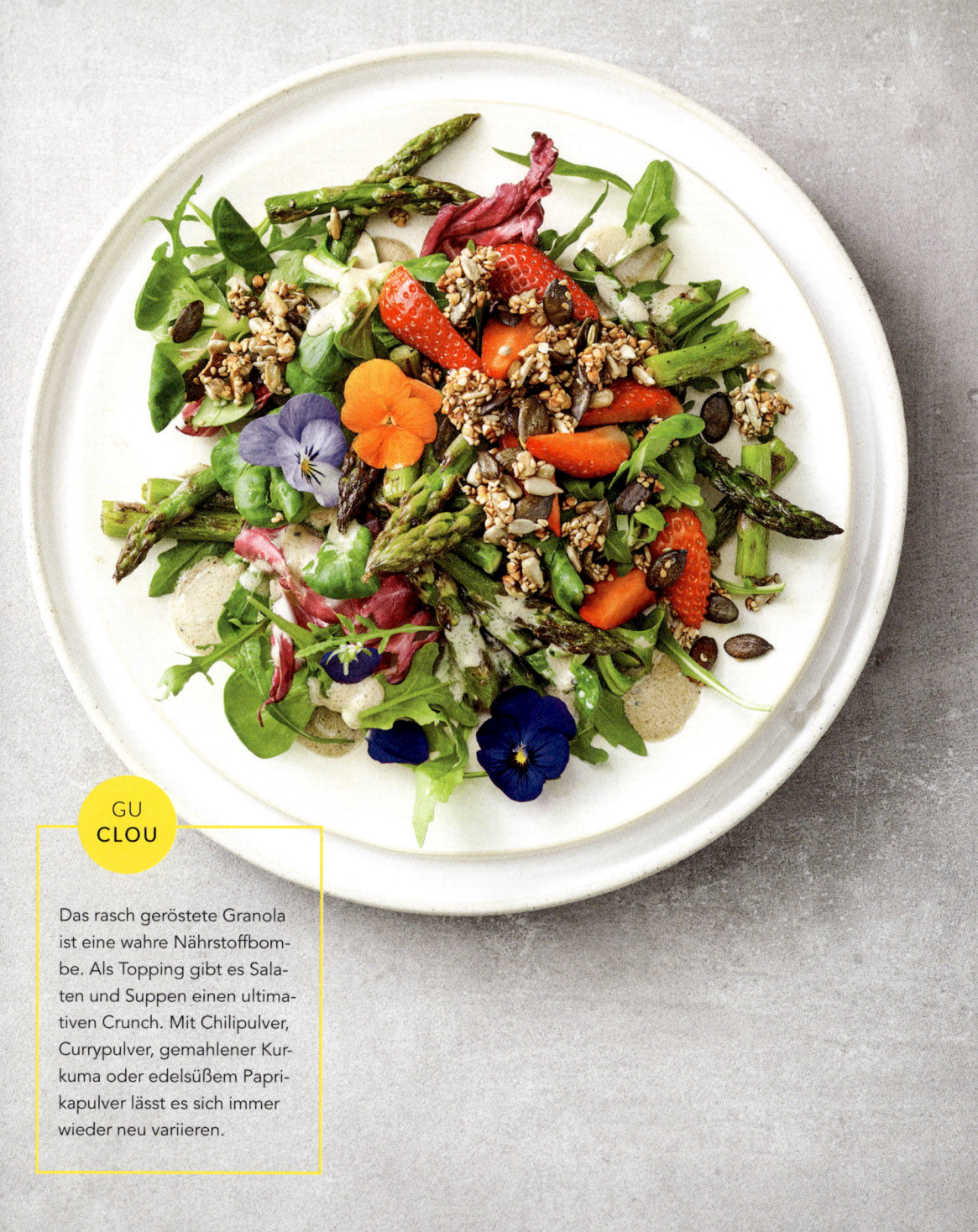

Das rasch geröstete Granola ist eine wahre Nährstoffbombe. Als Topping gibt es Salaten und Suppen einen ultimativen Crunch. Mit Chilipulver, Currypulver, gemahlener Kurkuma oder edelsüßem Paprikapulver lässt es sich immer wieder neu variieren.

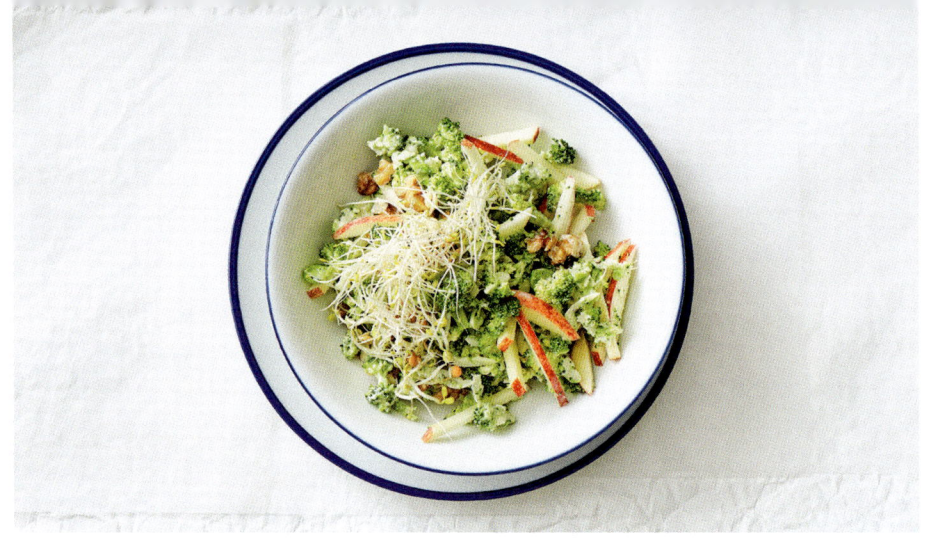

Für 2 Personen • 25 Min. Zubereitung • 15 Min. Marinieren • Pro Portion ca. 335 kcal, 8 g EW, 27 g F, 14 g KH

BROKKOLI-APFEL-SALAT 🍃

BALLASTSTOFFREICH

50 g Walnusskerne
250 g Brokkoli
1 Apfel
2 EL Olivenöl
2 EL Zitronensaft
2 EL Joghurt
1 TL Honig
1 TL Senf
Salz, schwarzer Pfeffer
20 g Sprossen

1 Die Walnüsse grob hacken und in einer Pfanne ohne Fett goldbraun anrösten. Inzwischen den Brokkoli waschen, putzen und in Röschen teilen. Die Stiele schälen. Die Brokkoliröschen mit einem scharfen Messer sehr fein hacken, die Stiele ebenfalls fein hacken oder mit einer Gemüsereibe grob raspeln.

2 Den Apfel waschen, vierteln und entkernen. Die Viertel zuerst in sehr dünne Spalten, dann in feine Stifte schneiden. Apfelstifte, Brokkoli und Walnüsse in einer Schüssel vermischen.

3 Öl, Zitronensaft, Joghurt, Honig, Senf, Salz und Pfeffer in ein kleines Schraubglas füllen und schütteln, bis ein cremiges Dressing entsteht. Das Dressing über den Salat träufeln und diesen mind. 15 Min. durchziehen lassen. Den Salat auf zwei Tellern anrichten, mit den Sprossen bestreuen und servieren.

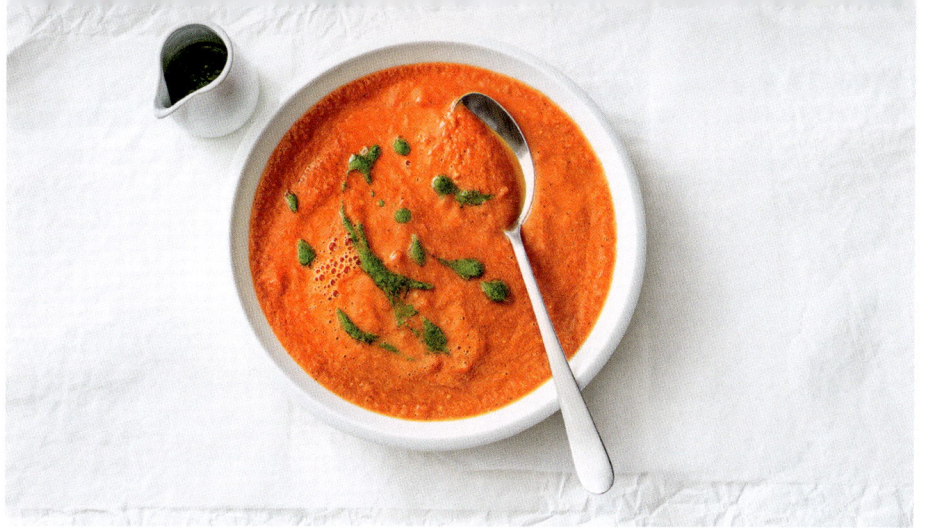

Für 2 Personen • 25 Min. Zubereitung • Pro Portion ca. 325 kcal, 5 g EW, 26 g F, 15 g KH

TOMATENSUPPE MIT GRÜNEM ÖL 🍃

1 Zwiebel
1 Knoblauchzehe
1 rote Chilischote
250 g Kirschtomaten
1 EL Öl
1 TL Garam Masala
1 Dose stückige Tomaten
    (400 g)
250 ml Gemüsebrühe
1 Bund Petersilie
100 ml Olivenöl
Salz, schwarzer Pfeffer
1 Prise Zucker

1 Zwiebel und Knoblauch schälen und sehr fein würfeln. Die Chili waschen und samt Kernen in feine Ringe schneiden. Die Kirschtomaten waschen und halbieren.

2 Das Öl in einem großen Topf erhitzen. Zwiebel, Knoblauch und Chili darin bei mittlerer Hitze ca. 7 Min. anbraten. Garam Masala einrühren. Kirschtomaten, stückige Tomaten und Brühe zugeben. Aufkochen und zugedeckt bei kleiner Hitze ca. 12 Min. köcheln lassen. Die Suppe dann pürieren und bei Bedarf 50 ml Wasser untermixen.

3 Inzwischen die Petersilie waschen, sehr gut trocken schütteln und grob hacken. Mit dem Olivenöl in einen hohen Rührbecher geben und zügig pürieren. Die Suppe mit Salz, Pfeffer und Zucker abschmecken. In zwei Suppenschalen anrichten, mit dem Petersilienöl beträufeln und servieren. Übriges Petersilienöl abgedeckt bis zu 1 Woche im Kühlschrank aufbewahren.

GRÜNKOHL-TOMATEN-EINTOPF 🌿

KLASSIKER

1 Zwiebel
1 Knoblauchzehe
2 Stangen Staudensellerie
1 EL Öl
200 g Grünkohl (ersatzweise
  Wirsing)
120 g Cannellini-Bohnen (Dose)
1 TL Currypulver
1 Dose stückige Tomaten (400 g)
100 ml Gemüsebrühe
Salz, schwarzer Pfeffer

MEHR DARAUS MACHEN
Mit den restlichen Cannellini-Bohnen lässt sich rasch ein Salat zaubern. Dafür die Bohnen mit 2 klein geschnittenen Stangen Staudensellerie, 50 g zerbröseltem Schafskäse (Feta), 1 EL Kürbiskernen und etwas Olivenöl mischen. Mit Salz und Pfeffer abschmecken.

1 Zwiebel und Knoblauch schälen und fein würfeln. Staudensellerie waschen, putzen und in sehr feine Scheiben schneiden. Das Öl in einem großen Topf erhitzen. Zwiebel, Knoblauch und Sellerie darin bei mittlerer Hitze ca. 5 Min. anbraten.

2 Inzwischen den Grünkohl waschen, putzen und die Blätter von den dicken Blattrippen lösen. Die Grünkohlblätter dann in 2–3 cm große Stücke schneiden. Die Bohnen in einem Sieb kalt abspülen und abtropfen lassen.

3 Die Zwiebelmischung im Topf mit Currypulver bestäuben und durchrühren. Grünkohl, Bohnen und Tomaten zugeben. Die Gemüsebrühe zugießen und mit Salz und Pfeffer würzen. Alles aufkochen, dann zugedeckt bei kleiner Hitze ca. 10 Min. garen. Ist der Eintopf zu dickflüssig noch etwas Brühe oder Wasser zugießen. Den Eintopf kräftig mit Salz und Pfeffer abschmecken, in zwei Schalen anrichten und servieren.

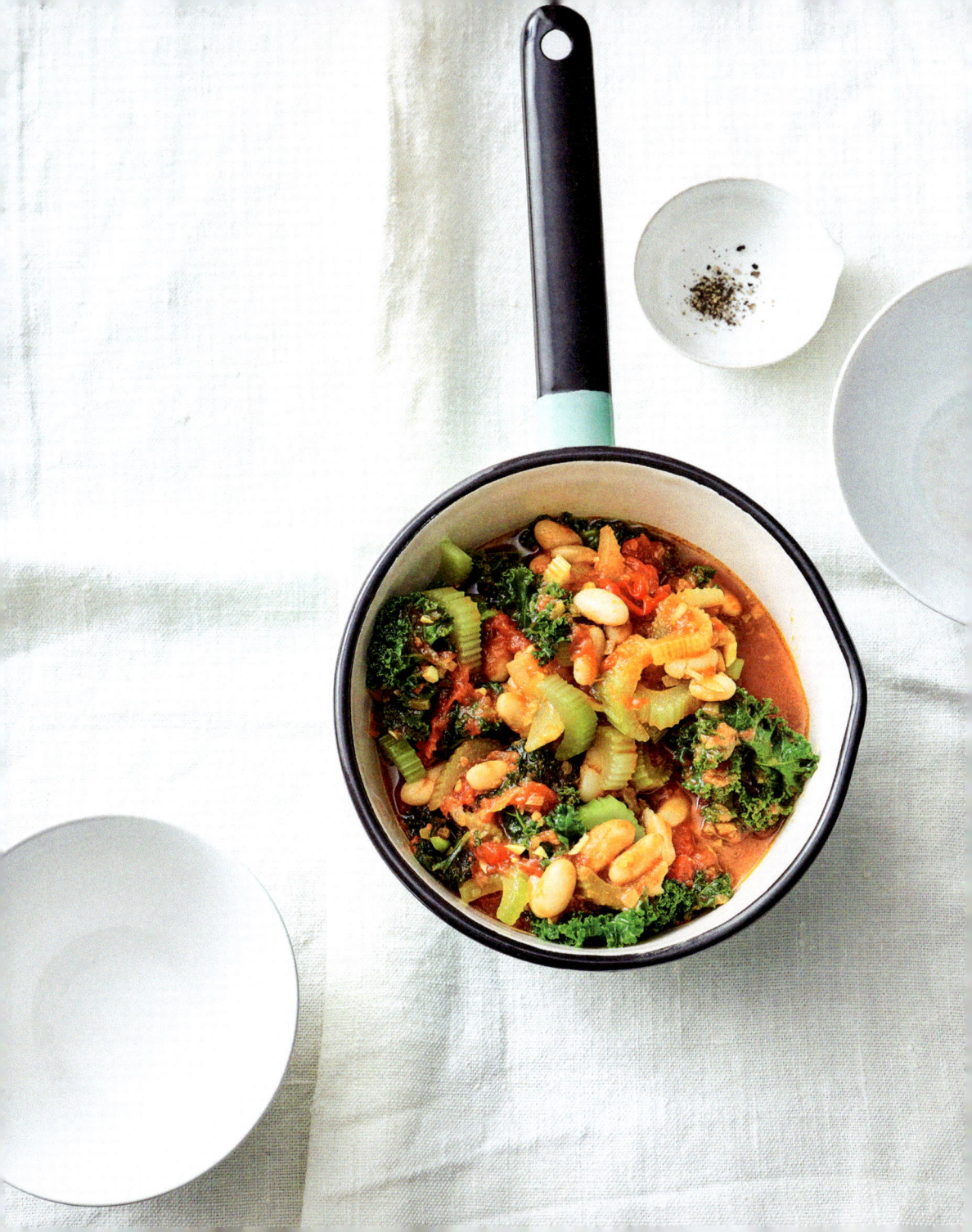

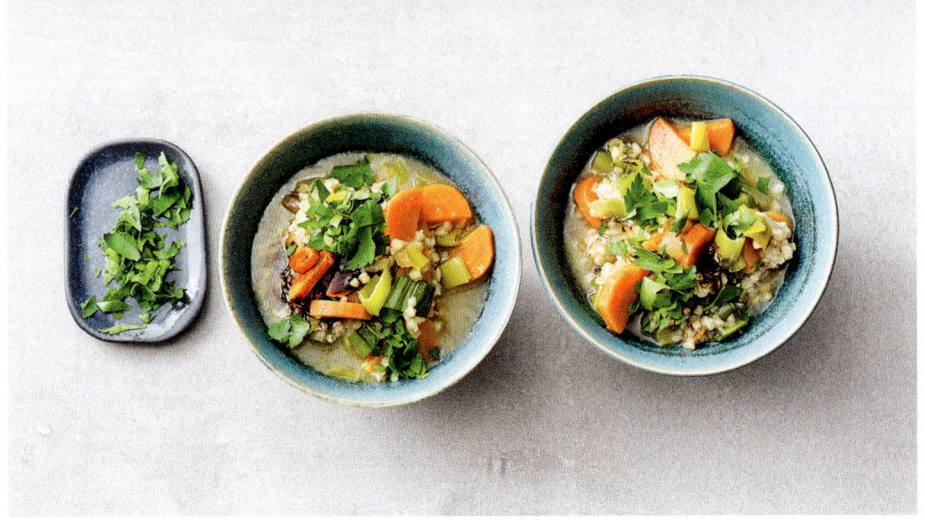

Für 2 Personen • 30 Min. Zubereitung • Pro Portion ca. 235 kcal, 7 g EW, 6 g F, 32 g KH

BUNTE GEMÜSESUPPE 🌿

HERBST-REZEPT

1 Zwiebel
1 kleine Stange Lauch
1 große Möhre
1 EL Öl
60 g Buchweizen
600 ml Gemüsebrühe
1 Bund Petersilie
3 EL Sojasauce
schwarzer Pfeffer

1 Die Zwiebel schälen und fein würfeln. Den Lauch putzen und gründlich waschen. Die Stange der Länge nach halbieren und in 5 mm dicke Halbringe schneiden. Die Möhre schälen, längs halbieren und in dünne Scheiben schneiden.

2 Das Öl in einem großen Topf erhitzen. Zwiebel, Lauch und Möhre darin bei großer Hitze ca. 5 Min. unter Rühren anbraten, bis sich Röstaromen bilden. Dann Buchweizen zugeben, Gemüsebrühe zugießen und die Suppe zugedeckt bei kleiner Hitze ca. 20 Min. garen. Dabei gelegentlich umrühren.

3 Die Petersilie waschen, trocken schütteln und die Blätter hacken. Die Suppe mit Sojasauce und Pfeffer abschmecken. In zwei Suppenschalen anrichten, mit der Petersilie bestreuen und servieren.

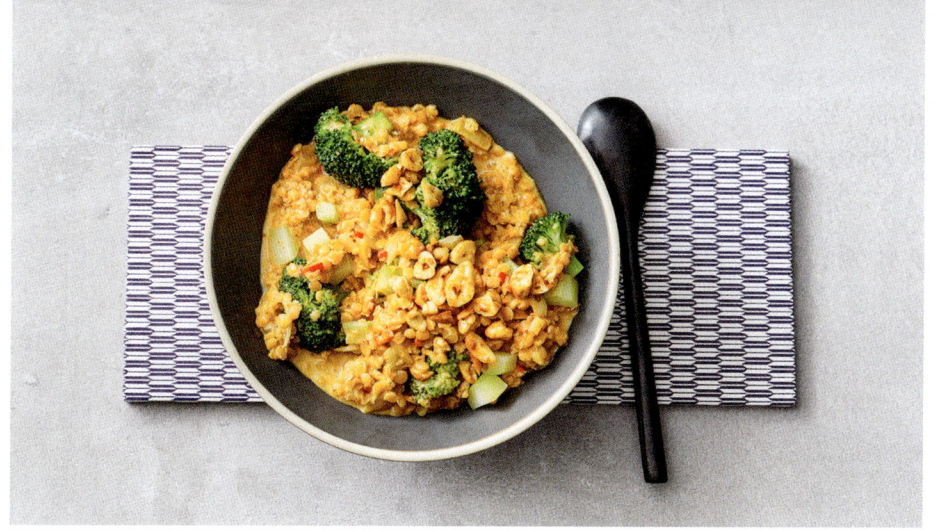

Für 2 Personen • 30 Min. Zubereitung • Pro Portion ca. 425 kcal, 21 g EW, 19 g F, 42 g KH

BROKKOLI-LINSEN-CURRY 🍃

SCHNELL

1 Zwiebel
1 rote Chilischote
1 EL Öl
100 g rote Linsen
1 TL rote Currypaste
200 g fettreduzierte Kokos-
  milch
350 g Brokkoli
Salz
30 g Cashewkerne
2 EL Zitronensaft
½ TL Chilipulver
schwarzer Pfeffer

1 Zwiebel schälen und fein würfeln. Chili waschen, halbieren, weiße Trennwände und Kerne entfernen. Die Hälften fein würfeln. Das Öl in einem großen Topf erhitzen und beides darin bei mittlerer Hitze ca. 4 Min. anbraten. Linsen und Currypaste ca. 2 Min. mitbraten. Mit 100 ml Wasser und Kokosmilch aufgießen und zugedeckt aufkochen.

2 Inzwischen den Brokkoli waschen, putzen und in 1–2 cm große Röschen teilen. Die Stiele schälen und 1 cm groß würfeln. Beides zum Curry geben. Das Curry mit Salz würzen, gut durchrühren und zugedeckt bei kleiner Hitze 8–10 Min. garen.

3 Währenddessen die Cashewkerne grob hacken und in einer Pfanne ohne Fett goldbraun rösten. Zitronensaft und Chilipulver verrühren. Die Cashews vom Herd nehmen und den Chili-Zitronensaft untermischen. Das Curry mit Salz und Pfeffer abschmecken, in zwei Schalen anrichten, mit den Cashews bestreuen und servieren.

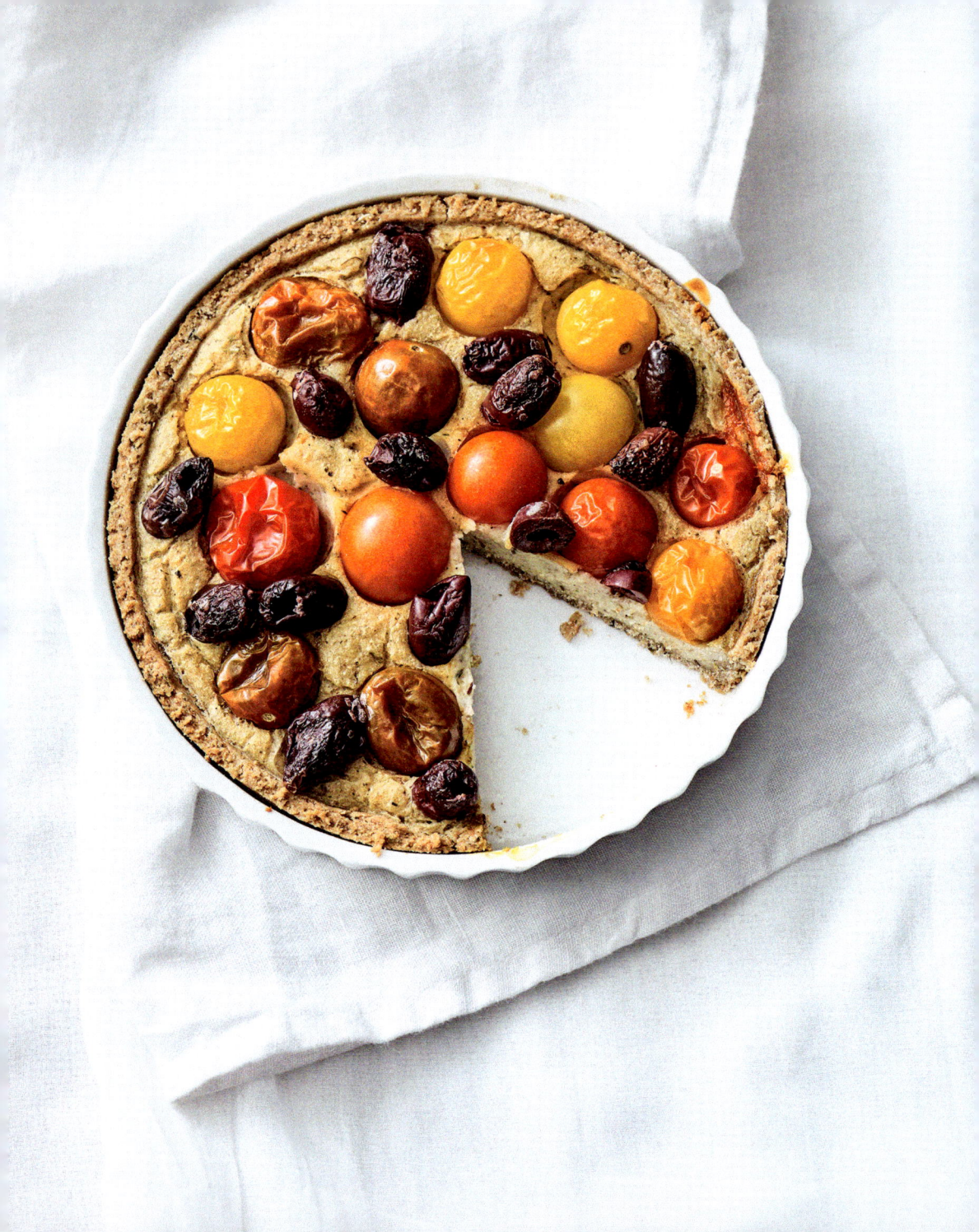

QUICHE MIT SEIDENTOFU 🌿

GUT VORZUBEREITEN

FÜR DEN BODEN

60 g kalte Butter (ersatzweise
    Margarine)
100 g Buchweizenmehl
40 g Dinkelmehl (Type 630)
Salz
1 TL getrocknete italienische
    Kräuter

FÜR DEN BELAG

200 g bunte Kirschtomaten
60 g Kalamata-Oliven (entsteint)
200 g Seidentofu
1 EL Speisestärke
2 EL Hefeflocken
1 TL getrocknete italienische
    Kräuter
Salz, schwarzer Pfeffer

AUSSERDEM

Quicheform (24 cm ⌀, ersatz-
    weise rechteckige Quicheform
    28 × 10 cm)
Butter für die Form

BODEN: Den Backofen auf 180° vorheizen, die Quicheform dünn mit Butter einfetten. Die Butter würfeln. Buchweizen-mehl, Dinkelmehl, 1 TL Salz, Kräuter, 45 ml Wasser und But-terwürfel in eine Schüssel geben. Alles zwischen den Finger-spitzen verreiben, bis ein glatter Teig entsteht.

Den Teig gleichmäßig in die Form drücken und dabei einen 2–3 cm hohen Rand formen. Den Boden im Ofen (Mitte) 5–10 Min. vorbacken, bis der Belag fertig ist.

BELAG: Tomaten waschen, Oliven halbieren. Seidentofu, Speisestärke, Hefeflocken, Kräuter, Salz und Pfeffer in einen hohen Rührbecher geben und mit dem Pürierstab fein mixen. Die Tofumasse auf den vorgebackenen Boden gießen. Toma-ten und Oliven gleichmäßig darauf verteilen.

FERTIGSTELLEN: Die Quiche im Ofen (Mitte) 30–35 Min. backen. Herausnehmen und ca. 5 Min. ruhen lassen. Die Quiche danach in Stücke schneiden und servieren.

BUCHWEIZEN-AUFLAUF
MIT KÜRBIS 🌿

HERBST-REZEPT

80 g Buchweizen
350 g Hokkaido-Kürbisfrucht-
fleisch (½ Hokkaido-Kürbis)
2 Knoblauchzehen
1 EL Öl
120 g Kirschtomaten
60 g Parmesan
Salz, schwarzer Pfeffer
1 Bund Petersilie
3 EL Zitronensaft

1 Den Buchweizen mit 160 ml Wasser in einem Topf aufkochen. Dann bei sehr kleiner Hitze zugedeckt ca. 18 Min. garen.

2 Inzwischen das Kürbisfruchtfleisch in 5 mm große Würfel schneiden. Den Knoblauch schälen und in feine Scheiben schneiden. Das Öl in einer großen Pfanne erhitzen und die Kürbiswürfel darin bei mittlerer bis großer Hitze ca. 12 Min. anbraten. Den Knoblauch unterrühren.

3 Währenddessen den Backofen auf 180° vorheizen. Tomaten waschen, Parmesan fein reiben. Den gegarten Buchweizen zum Kürbis in die Pfanne geben und mit Salz und Pfeffer würzen. Die Buchweizen-Kürbis-Masse in eine Auflaufform füllen, die Tomaten darauf verteilen und mit dem Parmesan bestreuen. Den Auflauf im Ofen (Mitte) ca. 20 Min. backen.

4 Die Petersilie waschen, trocken schütteln und grob hacken. Den Auflauf aus dem Ofen nehmen, mit Zitronensaft beträufeln, mit Petersilie bestreuen und servieren.

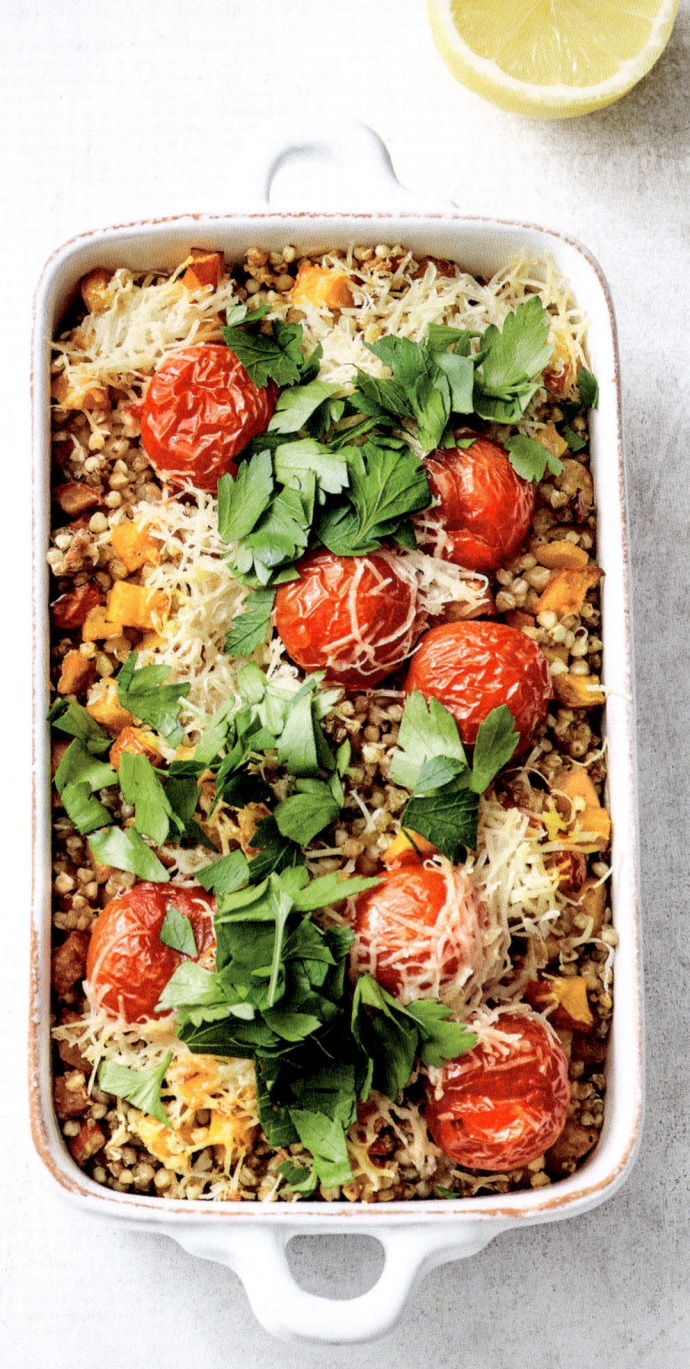

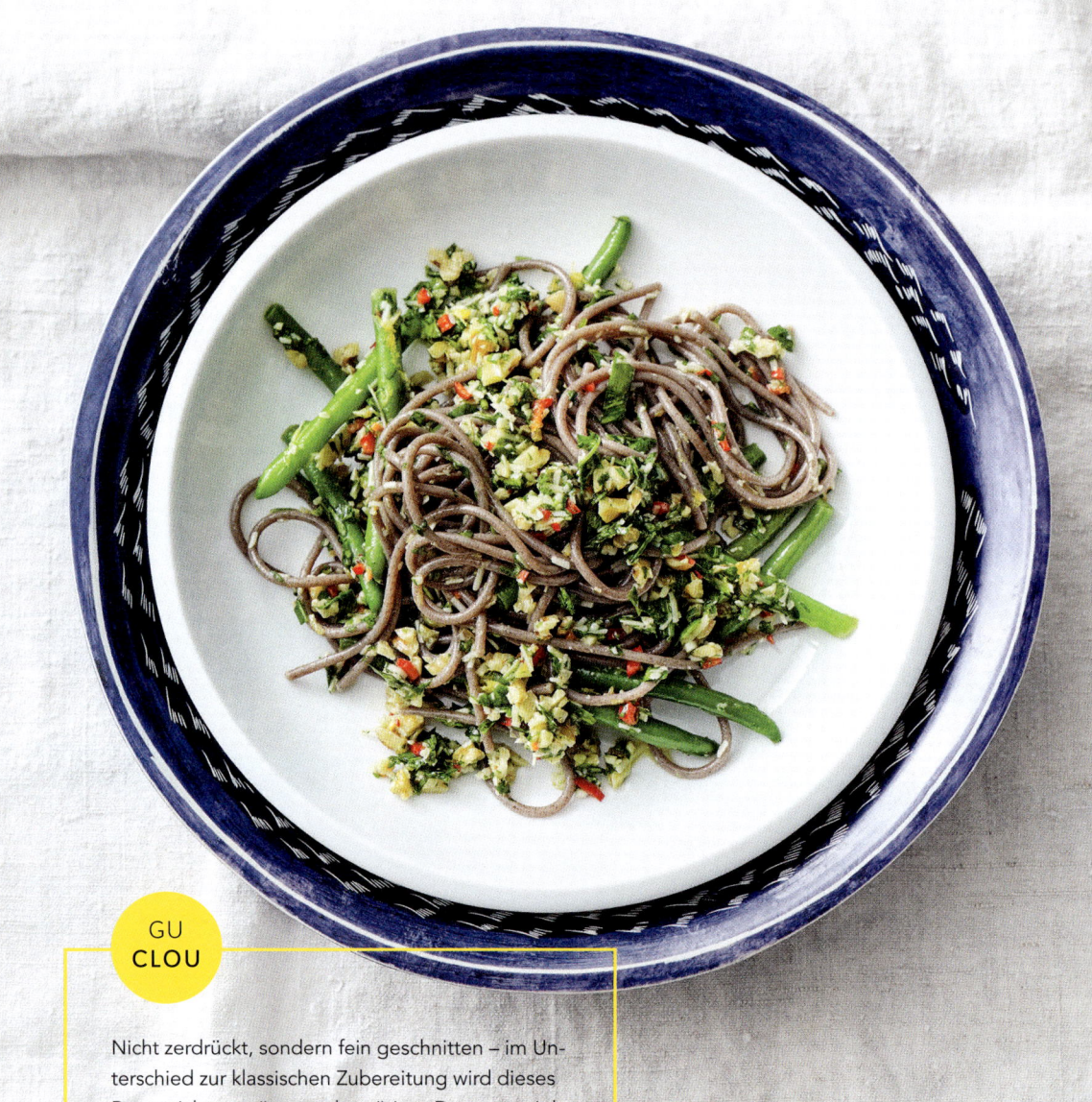

GU
CLOU

Nicht zerdrückt, sondern fein geschnitten – im Unterschied zur klassischen Zubereitung wird dieses Pesto nicht gemörsert oder püriert. Das spart viel Zeit und schont die wertvollen Inhaltsstoffe des Rucola. Weil das Pesto mehr Biss hat, macht es auch länger satt und schmeckt intensiver.

RUCOLA-CHILI-PESTO MIT BUCHWEIZENPASTA 🌿

KLASSIKER

FÜR DAS PESTO

40 g Rucola
1 Bio-Zitrone
2 Knoblauchzehen
1 rote Chilischote
25 g Parmesan
30 g Walnusskerne
4 EL Olivenöl
Salz, schwarzer Pfeffer

FÜR DIE PASTA

Salz
100 g Buchweizenpasta
60 g TK-grüne-Bohnen

PESTO: Rucola waschen und gut trocken schleudern. Dann fein schneiden und in eine große Schüssel geben. Die Zitrone heiß abwaschen, abtrocknen und 1 EL Schale über den Rucola reiben. Den Knoblauch schälen und dazupressen.

Die Chili waschen, halbieren, weiße Trennwände und Kerne entfernen. Die Hälften fein hacken. Parmesan fein reiben. Walnüsse fein hacken. Chili, Parmesan, Nüsse und Olivenöl zum Rucola geben. Das Pesto mit Salz und Pfeffer würzen.

PASTA: In einem großen Topf Salzwasser aufkochen. Buchweizenpasta und Bohnen darin nach Packungsanweisung garen, bis beides bissfest ist. In ein Sieb abgießen und tropfnass zum Pesto geben. Alles vermischen, die Pasta auf zwei Tellern anrichten und sofort servieren.

GRIECHISCH GEFÜLLTE ZWIEBELN

MEDITERRAN

2 Gemüsezwiebeln
1 Dose stückige Tomaten (400 g)
Salz, schwarzer Pfeffer
50 g Kalamata-Oliven (entsteint)
2 Stängel Minze
60 g Schafskäse (Feta)
250 g gemischtes Hackfleisch

MEHR DARAUS MACHEN
Mit gekochten Salzkartoffeln und einem grünen Salat wird aus den gefüllten Zwiebeln ein Hauptgericht für 4 Personen.

1 Die Zwiebeln schälen und die Enden so abschneiden, dass unten ein kleines Loch ist. Die Zwiebeln quer halbieren und das Innere vorsichtig herauslösen. Dann bei jeder Zwiebelhälfte zwei äußere Schichten als Schalen herauslösen. Dafür die Schalen von unten mit dem Daumen durch das Loch herausdrücken. (Das Innere der Zwiebeln anderweitig verwenden.)

2 Den Backofen auf 180° vorheizen. Die Tomaten in eine Auflaufform füllen und mit Salz und Pfeffer würzen. 6–8 Zwiebelschalen mit der Öffnung nach oben hineinsetzen.

3 Oliven in Ringe schneiden. Minze waschen, trocken schütteln und die Blätter fein hacken. Feta mit den Fingern zerbröseln. Das Hackfleisch in eine Schüssel geben und kräftig mit Pfeffer und wenig Salz würzen. Oliven, Minze und Feta unterkneten. Die Hackmasse in die Zwiebelschalen füllen und die Form mit einem Deckel oder mit Alufolie abdecken.

4 Die gefüllten Zwiebeln im Ofen (Mitte) ca. 20 Min. backen. Den Deckel abnehmen und die Zwiebeln offen in ca. 15 Min. fertig backen. Aus dem Ofen nehmen und servieren.

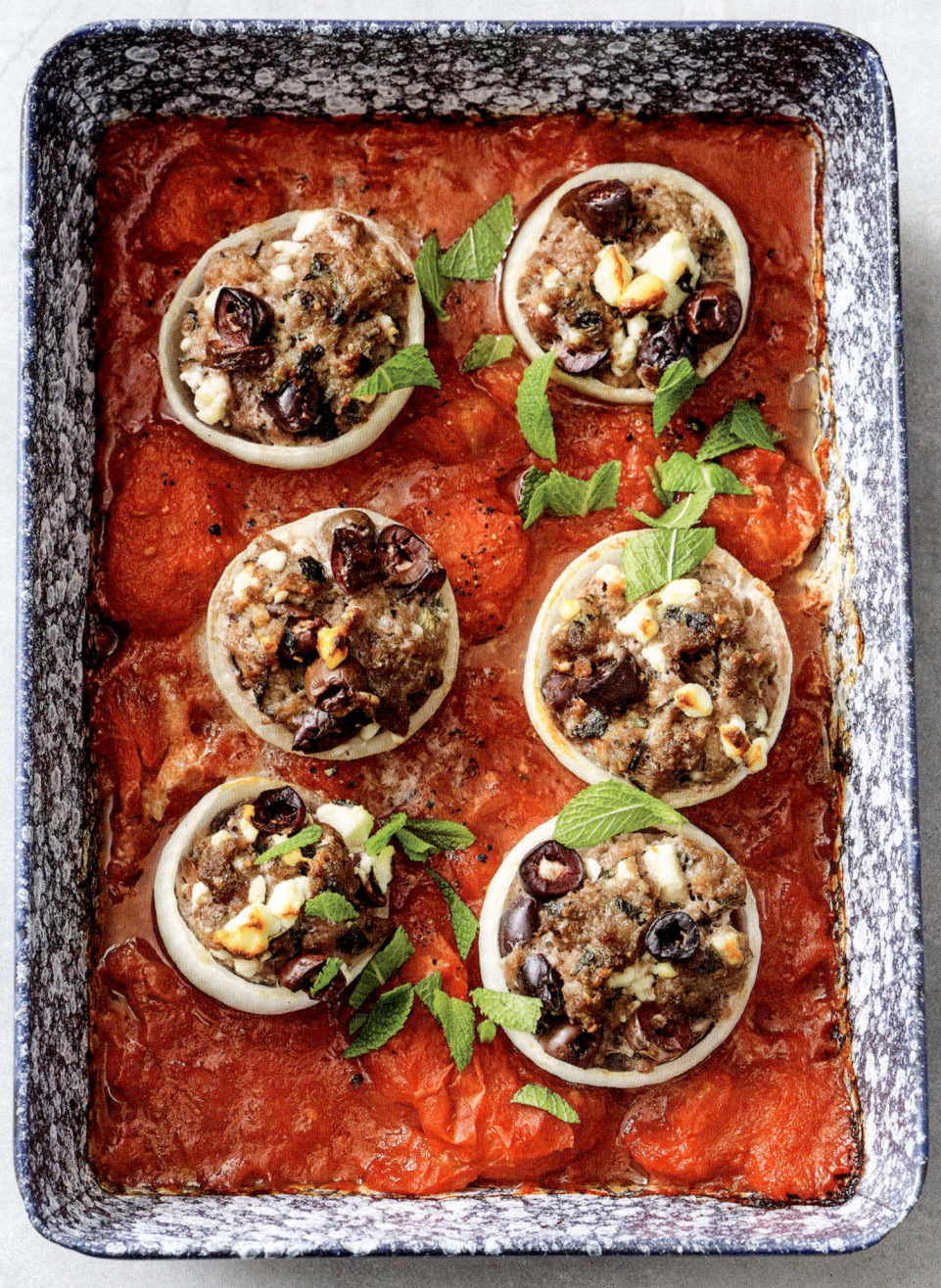

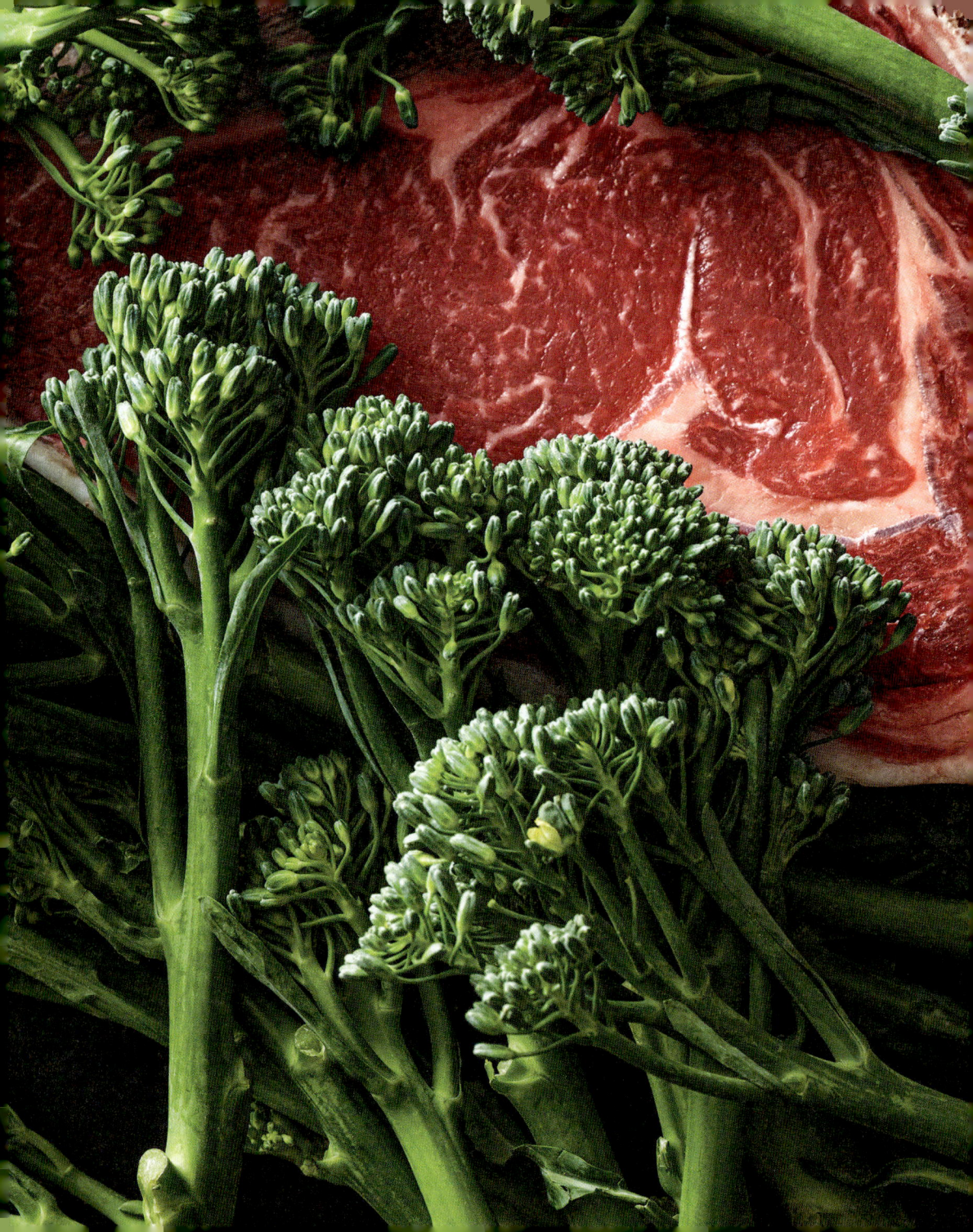

ABENDESSEN

WRAPS MIT GRÜNKOHL UND KNUSPERHÄHNCHEN

WINTER-REZEPT

2 EL Hähnchengewürz
1 Ei (M)
30 g Cornflakes
1 EL Öl
2 kleine Hähnchenbrustfilets
(à 160 g)
1 Bio-Zitrone
120 g Hüttenkäse
Salz, schwarzer Pfeffer
200 g Grünkohl
2 Protein-Tortilla-Wraps (ersatz-
weise Tortillas)
30 g Sprossen

TAUSCH-TIPP
Das Hähnchengewürz können Sie auch selbst machen. Dafür je 1 TL edelsüßes Paprikapulver, Mehl und Salz sowie je ½ TL Chilipulver und Zucker mischen. Außerhalb der Grünkohlsaison schmecken die Wraps mit 50 g Rucola. Diesen nicht dünsten, sondern roh in die Wraps rollen.

1 Den Backofen auf 200° vorheizen. Dabei eine Auflaufform im Ofen mit aufheizen. Hähnchengewürz in einen tiefen Teller streuen, Ei in einem weiteren tiefen Teller verquirlen. Cornflakes auf einem flachen Teller mit den Händen fein zerbröseln.

2 Das Öl in einer Pfanne erhitzen. Die Filets zuerst im Gewürz, dann im Ei und zuletzt in den Cornflakes wenden. Im Öl von beiden Seiten in 5–8 Min. knusprig braun anbraten. Die Filets in die Auflaufform legen und im Ofen (Mitte) ca. 18 Min. garen.

3 Inzwischen die Zitrone heiß abwaschen, abtrocknen, die Schale abreiben und 2 EL Saft auspressen. Den Hüttenkäse mit Zitronenschale, Salz und Pfeffer würzig abschmecken. Den Grünkohl waschen, putzen, die Blätter von den dicken Blattrippen lösen und in 3 cm große Stücke schneiden. Zitronensaft und 2 EL Wasser mischen. Die Pfanne mit Küchenpapier auswischen und bei mittlerer Hitze heiß werden lassen. Grünkohl mit Zitronenwasser darin ca. 3 Min. unter Rühren dünsten.

4 Das Fleisch aus dem Ofen nehmen und ca. 3 Min. ruhen lassen. Währenddessen die Tortillas in der Resthitze des Ofens erwärmen. Die Filets dann schräg in 1–2 cm dicke Scheiben schneiden. Die Tortillas mittig mit Hüttenkäse bestreichen und mit Grünkohl, Fleisch und Sprossen belegen. Den unteren und oberen Rand 3 cm breit über die Füllung klappen, die Seitenränder nach innen schlagen, aufrollen und halbieren.

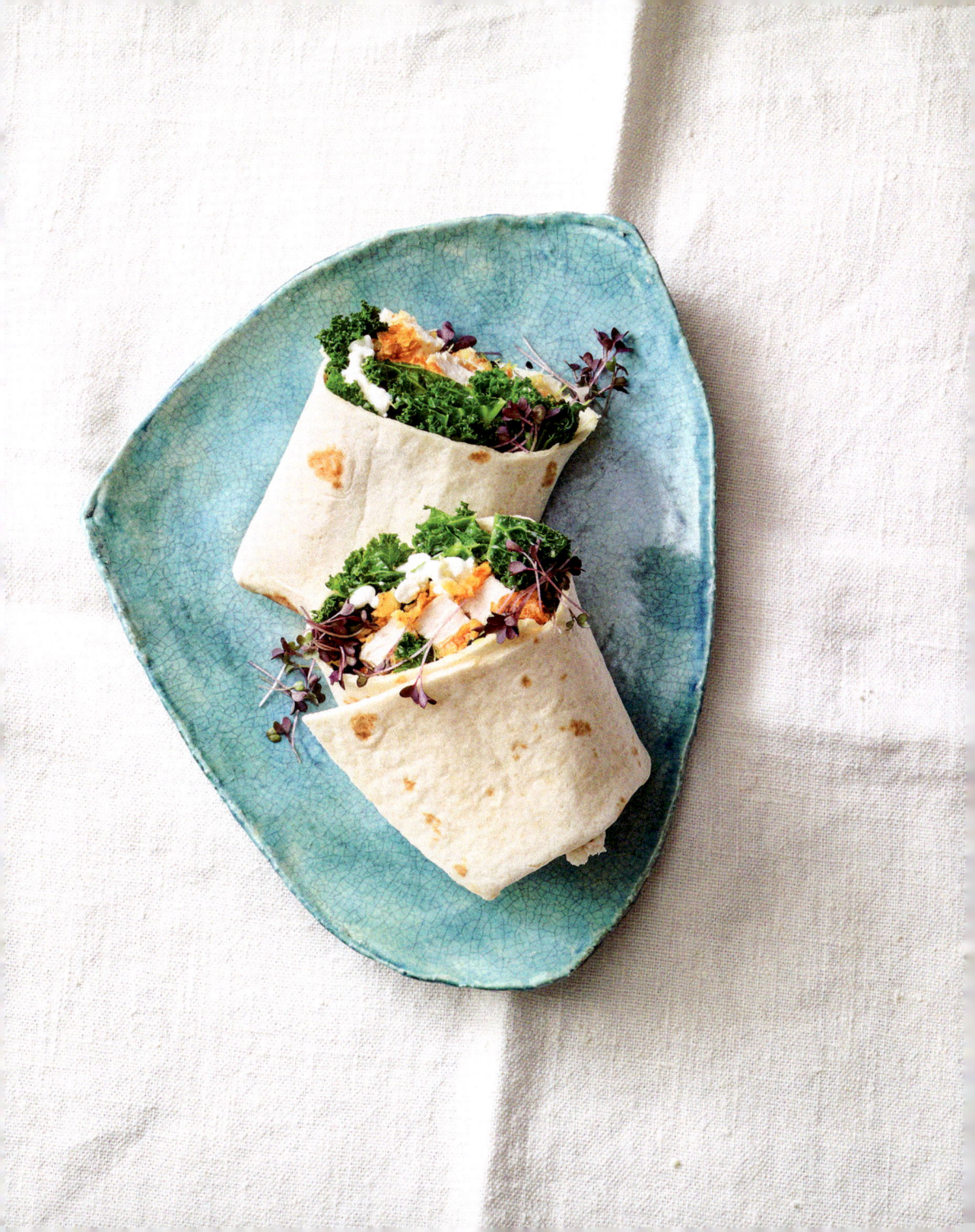

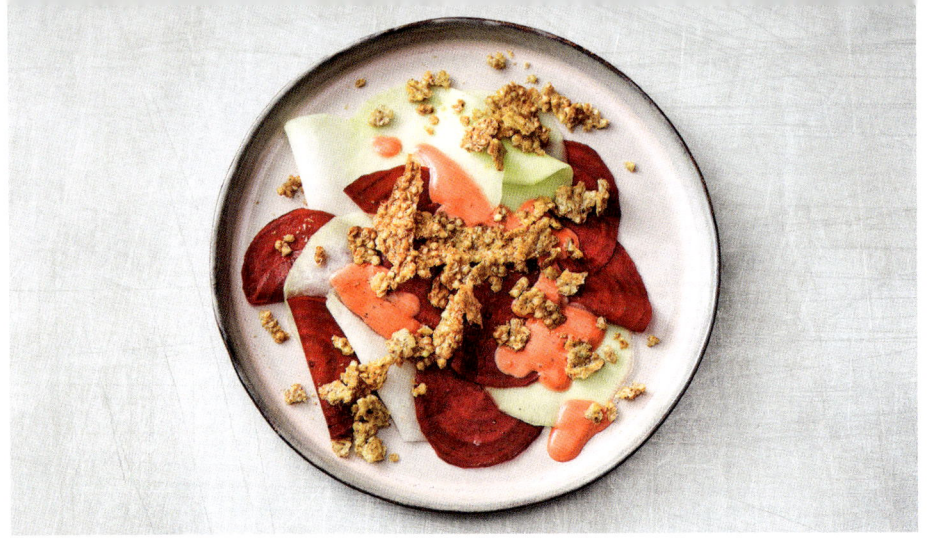

Für 2 Personen • 20 Min. Zubereitung • 25 Min. Backen • Pro Portion ca. 295 kcal, 8 g EW, 14 g F, 32 g KH

CARPACCIO MIT CRUNCH 🍃

EXOTISCH

60 g Buchweizen
100 g Himbeeren
2 EL Olivenöl
1 ½ EL Weißweinessig
1 TL Senf
1 TL Honig
Salz, schwarzer Pfeffer
1 Kohlrabi
1 Rote Bete
1 Ei (M)

1 Den Buchweizen mit 120 ml Wasser in einem kleinen Topf aufkochen. Dann bei sehr kleiner Hitze zugedeckt ca. 18 Min. garen.

2 Inzwischen die Himbeeren verlesen, bei Bedarf waschen und abtropfen lassen. Dann mit Öl, Essig, Senf, Honig, Salz und Pfeffer in einen hohen Rührbecher geben und mit dem Pürierstab zu einem Dressing mixen. Kohlrabi und Rote Bete nacheinander schälen und in hauchdünne Scheiben hobeln oder schneiden.

3 Den Backofen auf 220° vorheizen, ein Backblech mit Backpapier belegen. Gegarten Buchweizen und Ei verrühren und leicht salzen. Den Buchweizen sehr flach auf das Blech streichen, dabei dürfen auch Lücken entstehen. Im Ofen (Mitte) in ca. 25 Min. knusprig backen, danach grob zerbröseln. Rote Bete- und Kohlrabischeiben fächerförmig auf zwei Tellern auslegen. Mit dem Himbeer-Dressing beträufeln, mit dem Buchweizen-Crunch bestreuen und servieren.

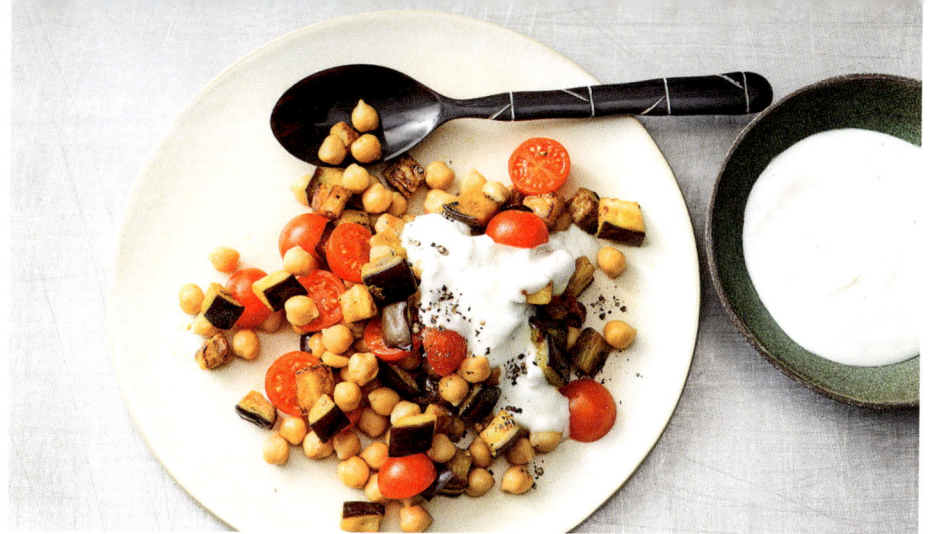

Für 2 Personen • 25 Min. Zubereitung • Pro Portion ca. 305 kcal, 13 g EW, 11 g F, 34 g KH

AUBERGINEN-KURKUMA-SALAT

ORIENTALISCH

1 Aubergine
1 EL Öl
1 Glas Kichererbsen
   (240 g Abtropfgewicht)
250 g Kirschtomaten
1 TL gemahlene Kurkuma
Salz, schwarzer Pfeffer
200 g Joghurt
1 Knoblauchzehe

1 Die Aubergine putzen, waschen und in 1 cm große Würfel schneiden. Das Öl in einer großen Pfanne erhitzen und die Würfel darin 12–15 Min. unter Rühren braten, bis sie rundum gebräunt sind.

2 Inzwischen die Kichererbsen in ein Sieb abgießen, kalt abspülen und abtropfen lassen. Dann in eine große Schüssel füllen. Die Tomaten waschen, halbieren und zufügen. Die Auberginenwürfel mit Kurkuma, Salz und Pfeffer würzen und ebenfalls in die Schüssel geben. Alles vermischen und den Salat mit Salz und Pfeffer abschmecken.

3 Den Joghurt in eine Schale füllen. Den Knoblauch schälen und dazupressen. Mit Salz und Pfeffer abschmecken. Den Knoblauchjoghurt zum lauwarmen Auberginensalat servieren.

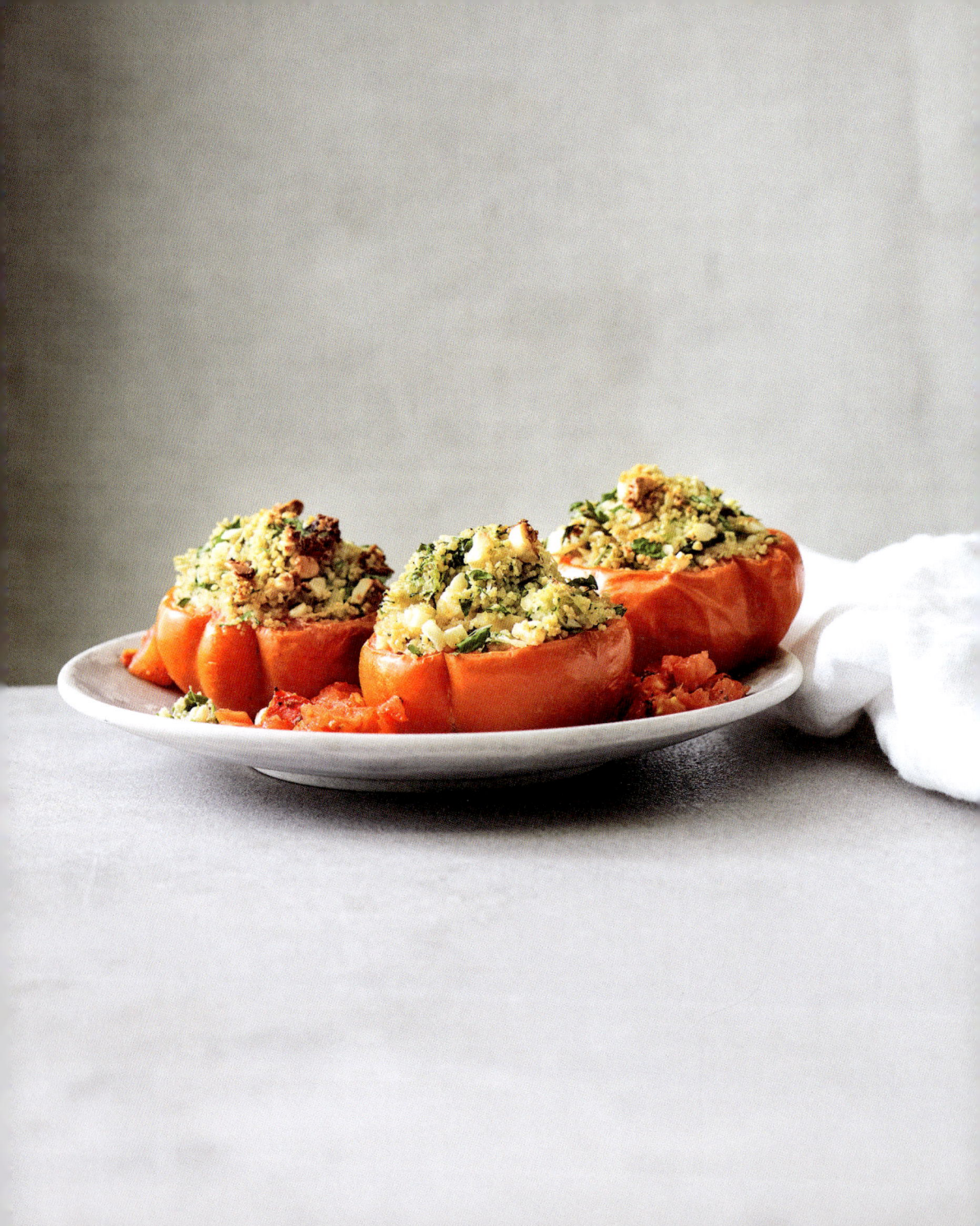

GEFÜLLTE TOMATEN 🍃

FÜR GÄSTE

6 Fleischtomaten (à 120 g)
1 EL Tomatenmark
100 ml Gemüsebrühe
Salz, schwarzer Pfeffer
50 g Couscous
1 kleiner Zucchino
40 g Cashewkerne
1 Bund Petersilie
1 EL Rosinen

MEHR DARAUS MACHEN

Die Zutaten lassen sich mühelos für 4 oder mehr Personen vervielfachen. Probieren Sie auch unbedingt mal Ochsenherztomaten aus und belegen Sie die Tomaten vor dem Backen nach Belieben noch mit je 1 Scheibe Mozzarella.

1 Den Backofen auf 180° vorheizen. Die Tomaten waschen, jeweils einen knapp 1 cm dicken Deckel abschneiden und die Tomaten mit einem Kugelausstecher aushöhlen. Tomateninneres und Deckel grob hacken und in eine Auflaufform geben. Tomatenmark, Gemüsebrühe, Salz und Pfeffer unterrühren. Im Ofen (Mitte) 5–10 Min. vorgaren, bis die Füllung fertig ist.

2 Den Couscous in einer Schüssel mit 90 ml kochendem Wasser übergießen und ca. 5 Min. quellen lassen. Inzwischen den Zucchino putzen, waschen und auf einer Küchenreibe fein raspeln. Die Cashewkerne fein hacken. Die Petersilie waschen, gut trocken schütteln und ebenfalls fein hacken.

3 Zucchino, Cashewkerne, Petersilie und Rosinen unter den Couscous mischen. Die Masse gut mit Salz und Pfeffer abschmecken und in die Tomaten füllen. Die Tomaten in die Auflaufform setzen und im Ofen (Mitte) ca. 30 Min. backen. Danach herausnehmen und servieren.

FRIKADELLEN IN LAUCHSAUCE

HERBST-REZEPT

1 kleine Zwiebel
250 g Rinderhackfleisch
1 TL Senf
Salz, schwarzer Pfeffer
2 EL Öl
1 große Stange Lauch
2 kleine Äpfel
1 TL edelsüßes Paprikapulver
100 g Soja-Kochcreme (Soja Cuisine)
80 ml Gemüsebrühe

1 Die Zwiebel schälen und sehr fein würfeln. Das Hackfleisch in einer Schüssel mit Senf und Zwiebel verkneten und kräftig mit Salz und Pfeffer würzen. Aus der Hackmasse 6 Frikadellen formen. Das Öl in einer Pfanne erhitzen und die Frikadellen darin bei großer Hitze von jeder Seite ca. 5 Min. braten.

2 Inzwischen den Lauch putzen, gründlich waschen und in 5 mm breite Ringe schneiden. Die Äpfel waschen, vierteln und entkernen. Die Viertel in sehr schmale Spalten schneiden.

3 Die Frikadellen vorsichtig aus der Pfanne heben und beiseitestellen. Lauch und Äpfel im Bratfett 10–12 Min. anbraten. Das Gemüse mit Salz und Pfeffer würzen, mit Paprikapulver bestäuben und gut durchrühren. Soja-Kochcreme und Brühe einrühren und in ca. 2 Min. cremig einkochen lassen.

4 Die Frikadellen auf das Gemüse legen und in ca. 3 Min. wieder erwärmen. Die Frikadellen mit der Lauchsauce auf zwei Tellern anrichten und sofort servieren.

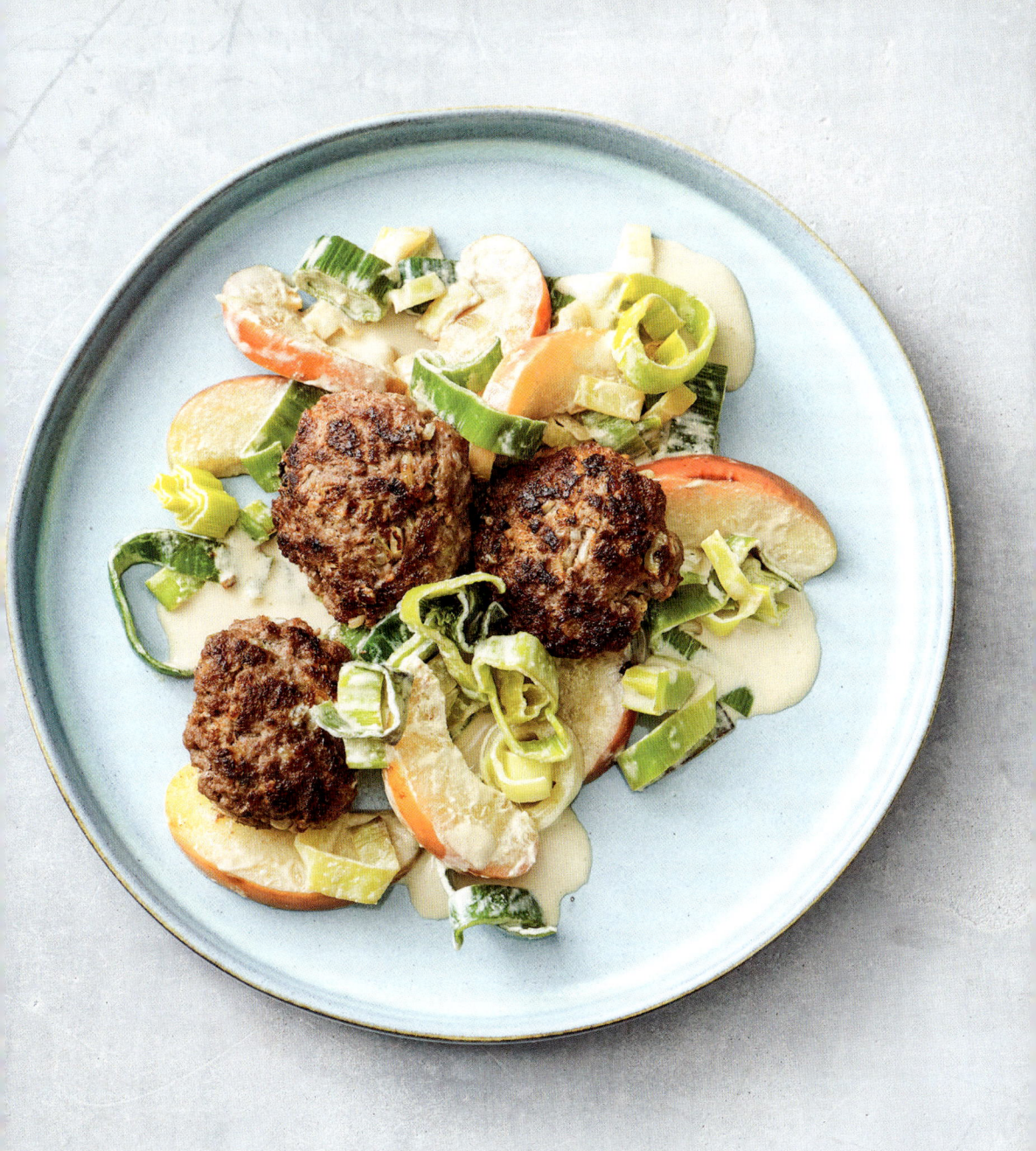

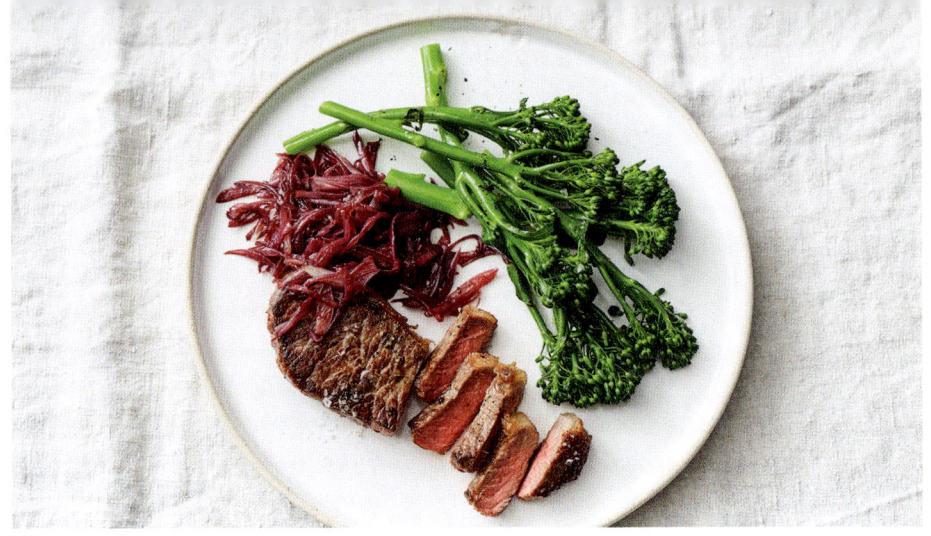

Für 2 Personen • 30 Min. Zubereitung • Pro Portion ca. 495 kcal, 51 g EW, 24 g F, 7 g KH

STEAKS MIT STANGENBROKKOLI

LOW CARB

2 EL Öl
2 Rumpsteaks (à 200 g,
  2 cm dick)
Salz, schwarzer Pfeffer
200 g Schalotten
100 ml Rotwein
400 g Stangenbrokkoli
1 EL Walnussöl

1 Den Backofen auf 90° vorheizen. In einer Pfanne 1 EL Öl erhitzen und die Steaks darin ca. 3 Min. anbraten. Wenden, mit Salz und Pfeffer würzen und ca. 2 Min. weiterbraten. Die Steaks dann in Alufolie wickeln und im Ofen (Mitte) in 10–15 Min. fertig garen.

2 Inzwischen die Schalotten schälen, halbieren und in feine Streifen schneiden. Das übrige Öl (1 EL) in einer kleinen Pfanne erhitzen und die Schalotten darin bei mittlerer Hitze ca. 10 Min. unter Rühren anbraten. Mit Rotwein ablöschen und 7–10 Min. einkochen lassen. Dabei darauf achten, dass die Schalotten saftig-feucht bleiben.

3 Gleichzeitig in einem Topf Wasser aufkochen. Brokkoli waschen und bei Bedarf putzen. Die Stangen in einen Siebaufsatz legen, auf den Topf setzen und zugedeckt 6–8 Min. im Dampf garen. Den Brokkoli mit Salz und Pfeffer würzen und mit Walnussöl beträufeln. Die Steaks mit Brokkoli und Schalotten servieren.

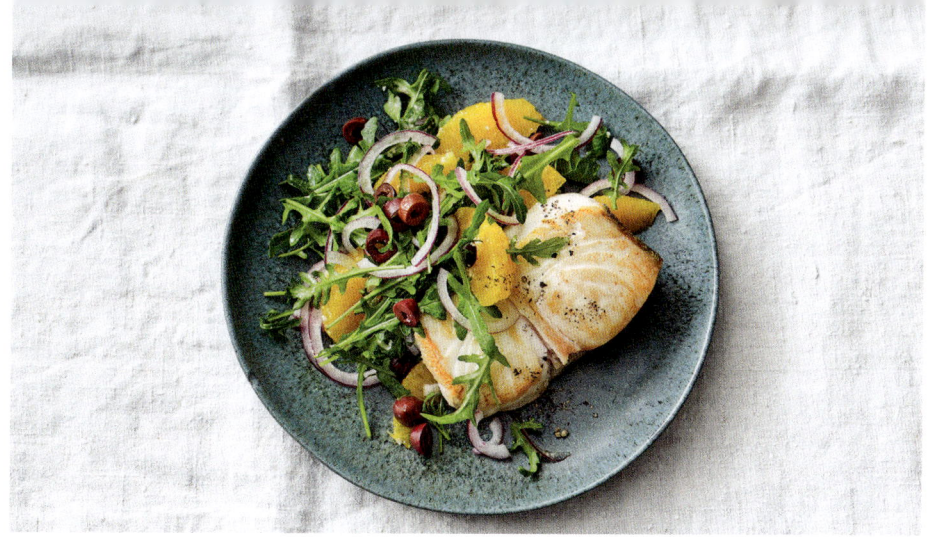

Für 2 Personen • 30 Min. Zubereitung • Pro Portion ca. 555 kcal, 45 g EW, 34 g F, 16 g KH

ORANGENSALAT MIT HEILBUTT

MEDITERRAN

2 Orangen
50 g Rucola
1 rote Zwiebel
80 g Kalamata-Oliven
  (entsteint)
2 EL Olivenöl
2 EL Walnusskerne
1 TL Senf
Salz, schwarzer Pfeffer
400 g Heilbuttfilet (ersatzweise
  Zander)

1 Orangen dick schälen, dabei auch die weiße Innenhaut mit entfernen. Die Filets zwischen den Trennhäutchen herausschneiden, den Saft auffangen. Die Orangenreste gut ausdrücken. Die Orangenfilets in eine Schüssel geben, 40 ml Saft in einen hohen Rührbecher füllen.

2 Rucola waschen und trocken schleudern. Zwiebel schälen, halbieren und in feine Halbringe schneiden. Oliven in Ringe schneiden. Rucola, Zwiebel und Oliven zu den Orangenfilets geben. 1 EL Öl, Walnüsse und Senf zum Orangensaft geben und alles mit einem Pürierstab zu einem groben Dressing mixen. Mit Salz und Pfeffer abschmecken und unter den Salat mischen.

3 Den Fisch trocken tupfen und salzen. Das übrige Öl (1 EL) in einer Pfanne erhitzen und den Fisch darin bei mittlerer Hitze je nach Dicke pro Seite 3–4 Min. braten. Den Fisch pfeffern und mit dem Orangensalat auf zwei Tellern servieren. Dazu passt Baguette.

BROKKOLI-WALNUSS-BRATLINGE MIT PESTO-QUARK ◖

KREATIV

FÜR DEN QUARK
250 g Magerquark
1 EL rotes Pesto
Salz, schwarzer Pfeffer

FÜR DIE BRATLINGE
250 g Brokkoli
Salz
60 g Walnusskerne (ersatzweise
   Mandeln)
1 kleine Zwiebel
1 Ei (M)
1 EL Mehl
schwarzer Pfeffer
3 EL Öl

MEHR DARAUS MACHEN
Mit den Bratlingen lassen sich leckere Low-Carb-Burger bauen. Dafür Low-Carb-Brötchen mit fruchtiger Grillsauce bestreichen, mit Salat, den Bratlingen, Tomatenscheiben und Sprossen belegen.

QUARK: Quark und Pesto in einer Schale verrühren. Mit Salz und Pfeffer abschmecken und bis zum Servieren kühlen.

BRATLINGE: Den Brokkoli waschen, putzen und in 1 cm große Röschen schneiden. Die Stiele schälen und 1 cm groß würfeln. Beides in kochendem Salzwasser ca. 5 Min. blanchieren. In ein Sieb abgießen und sehr gut abtropfen lassen.

Die Walnüsse fein mahlen. Die Zwiebel schälen, sehr fein würfeln und in eine große Schüssel geben. Den Brokkoli zufügen und mit den Händen sehr gut verkneten, bis eine breiige Masse entsteht. Gemahlene Nüsse, Ei, Mehl, Salz und Pfeffer unterkneten. Aus der Brokkolimasse 4 Bratlinge formen.

FERTIGSTELLEN: Das Öl in einer Pfanne erhitzen und die Bratlinge darin bei mittlerer Hitze von jeder Seite ca. 8 Min. braten. Dabei nur einmal wenden und nicht verschieben. Die Bratlinge auf Küchenpapier entfetten und auf zwei Tellern anrichten. Mit dem Pesto-Quark servieren.

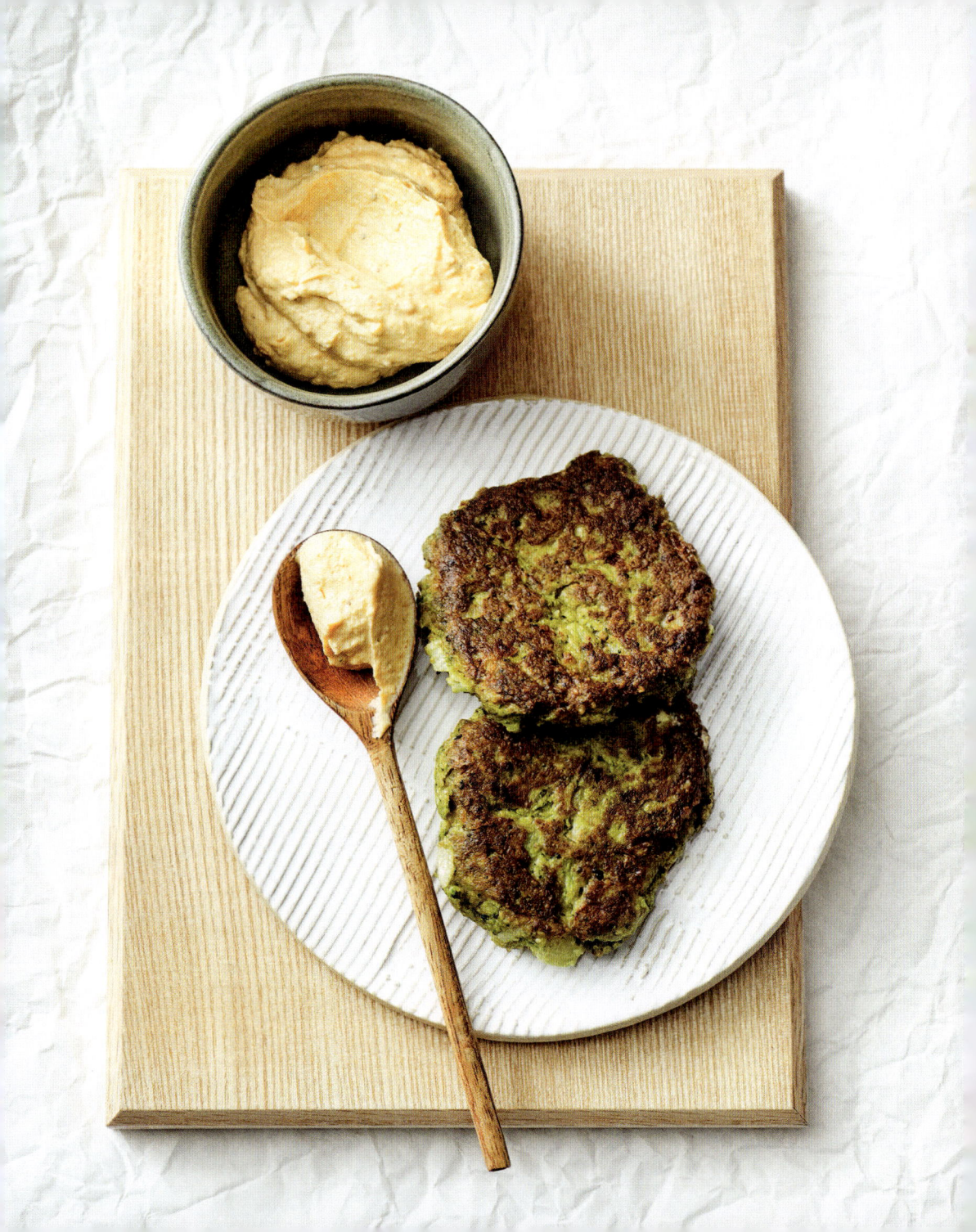

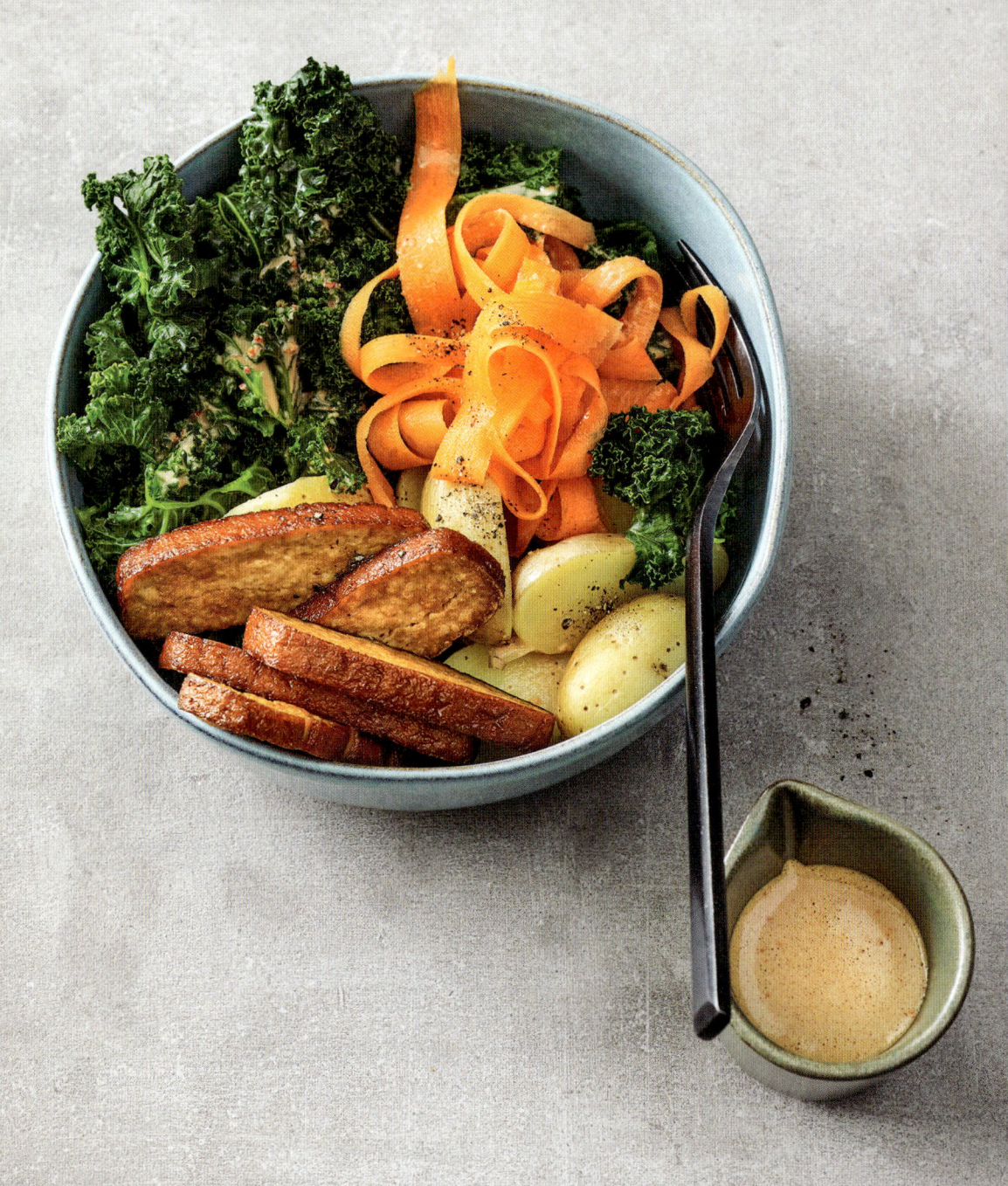

GRÜNKOHL-MÖHREN-BOWL MIT WALNUSS-SAUCE 🍃

SCHARF

FÜR DIE BOWL
200 g Frühkartoffeln
Salz
2 Möhren
200 g Grünkohl (ersatzweise
    Wirsing)
200 g Räuchertofu
1 EL Öl

FÜR DIE SAUCE
1 rote Chilischote
1 Knoblauchzehe
1 EL Walnussmus (ersatzweise
    Mandelmus)
1 EL Tahin (Sesampaste)
2 EL Sojasauce
1 TL Honig
Salz, schwarzer Pfeffer

BOWL: Die Kartoffeln waschen und in einem Topf in Salzwasser zugedeckt ca. 15 Min. garen. Inzwischen die Möhren schälen und mit dem Sparschäler in dünne Streifen hobeln. Den Grünkohl waschen, putzen, die Blätter von den dicken Blattrippen lösen und in 3 cm große Stücke schneiden.

Möhren und Grünkohl in einen Siebaufsatz legen. Den Deckel von den Kartoffeln abnehmen, den Siebaufsatz auf die Kartoffeln setzen und den Deckel wieder auflegen. Gemüse und Kartoffeln in ca. 10 Min. im Dampf fertig garen.

SAUCE: Chili waschen und samt Kernen grob hacken. Knoblauch schälen. Beides mit Walnussmus, Tahin, Sojasauce, Honig und 40 ml Wasser in einen hohen Rührbecher geben und mit dem Pürierstab cremig mixen. Eventuell noch etwas Wasser untermixen, bis die Sauce eine joghurtähnliche Konsistenz hat. Mit Salz und Pfeffer abschmecken.

FERTIGSTELLEN: Den Räuchertofu in knapp 1 cm dicke Scheiben schneiden. Das Öl in einer Pfanne erhitzen und die Scheiben darin bei mittlerer Hitze von jeder Seite ca. 3 Min. anbraten. Kartoffeln, Gemüse und Tofu in zwei Bowls anrichten und mit der Walnuss-Sauce servieren.

Für 2 Personen • 25 Min. Zubereitung • Pro Portion ca. 515 kcal, 28 g EW, 22 g F, 49 g KH

GELBES TEMPEH-CURRY MIT CHAMPIGNONS ◖

ASIATISCH

100 g Sobanudeln
Salz
1 Zwiebel
1 Knoblauchzehe
1 Stück Kurkuma (2 cm lang)
200 g Curry-Tempeh (Bioladen)
6 braune Champignons
1 EL Öl
1 TL gelbe Currypaste
200 g fettreduzierte Kokosmilch
schwarzer Pfeffer
3 EL Limettensaft
2 Stängel Koriandergrün
Erdnusskerne zum Bestreuen
(geröstet, nach Belieben)

GUT ZU WISSEN

Im Handel sind Buchweizen-
nudeln aus 100 % Buchweizen
und Varianten mit Weizenmehl
erhältlich. Beide Sorten eignen
sich prima für dieses Gericht.

1 Die Sobanudeln in einem großen Topf in Salzwasser nach Packungsanweisung bissfest garen.

2 Inzwischen Zwiebel und Knoblauch schälen und fein würfeln. Kurkuma schälen und fein reiben. Tempeh in 1–2 cm große Stücke schneiden. Champignons putzen, bei Bedarf mit einem Tuch abreiben und in dünne Scheiben schneiden.

3 Das Öl in einer großen Pfanne erhitzen. Zwiebel und Knoblauch darin bei mittlerer Hitze ca. 3 Min. anbraten. Kurkuma, Tempeh und Champignons ca. 3 Min. unter Rühren mitbraten. Currypaste zufügen und mit Kokosmilch ablöschen. Mit Salz würzen und alles zugedeckt ca. 2 Min. köcheln lassen.

4 Die Nudeln in ein Sieb abgießen und kurz abtropfen lassen, dann zum Curry geben. Das Curry mit Salz, Pfeffer und Limettensaft abschmecken. Das Koriandergrün waschen, trocken schütteln und die Blätter abzupfen. Das Curry in zwei Schalen anrichten, mit dem Koriandergrün und nach Belieben mit Erdnüssen bestreuen und servieren.

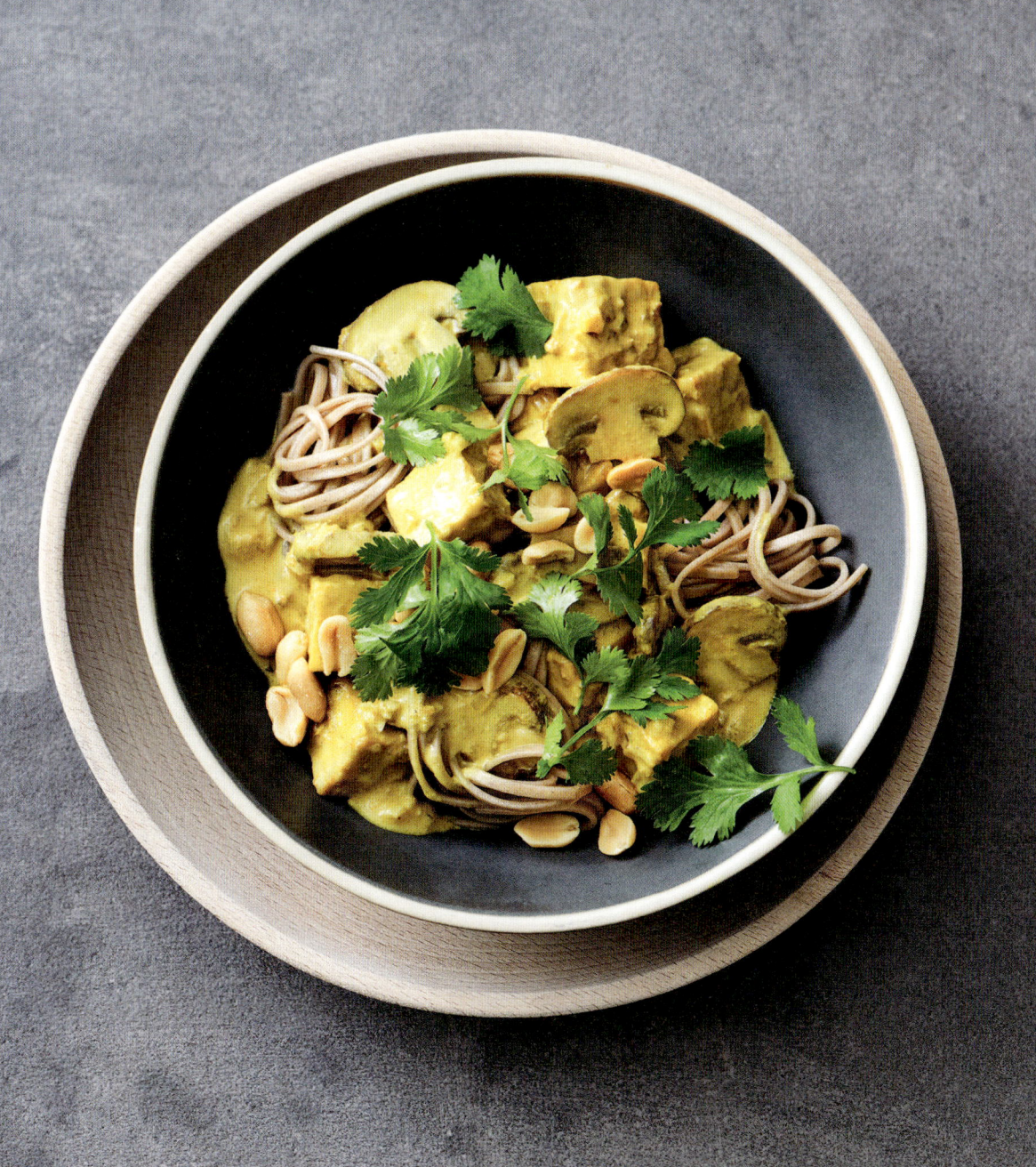

GRIECHISCHER TOMATEN-TOFU-AUFLAUF

SOMMER-REZEPT

200 g Tofu
2 Knoblauchzehen
1 rote Chilischote
3 EL Olivenöl
Salz, schwarzer Pfeffer
1 gelbe Paprika
1 rote Zwiebel
2 große Tomaten
2 TL getrocknete mediterrane
Kräuter

TAUSCH-TIPP

Statt mit Tofu können Sie den Auflauf auch ganz klassisch mit 200 g Schafskäse (Feta) zubereiten. Den Schafskäse aber nicht salzen, sondern nur mit Pfeffer würzen.

1 Den Backofen auf 200° vorheizen. Den Tofu in 5 mm dicke Scheiben schneiden und in eine Auflaufform legen.

2 Knoblauch schälen und in eine kleine Schale pressen. Chili waschen, halbieren, weiße Trennwände und Kerne entfernen. Die Hälften fein hacken. Chili und 2 EL Olivenöl unter den Knoblauch rühren. Die Tofuscheiben mit dem Würzöl bestreichen oder beträufeln, dann sehr gut salzen und pfeffern.

3 Paprika waschen, halbieren, weiße Trennwände und Kerne entfernen. Die Hälften in dünne Streifen schneiden. Zwiebel schälen, halbieren und in feine Halbringe schneiden. Tomaten waschen und den Stielansatz keilförmig herausschneiden. Die Tomaten dann in dünne Scheiben schneiden.

4 Das Gemüse auf den Tofuscheiben verteilen und mit Kräutern, Salz und Pfeffer würzen. Den Auflauf mit dem restlichen Olivenöl (1 EL) beträufeln und im Ofen (Mitte) ca. 35 Min. backen. Herausnehmen und heiß servieren.

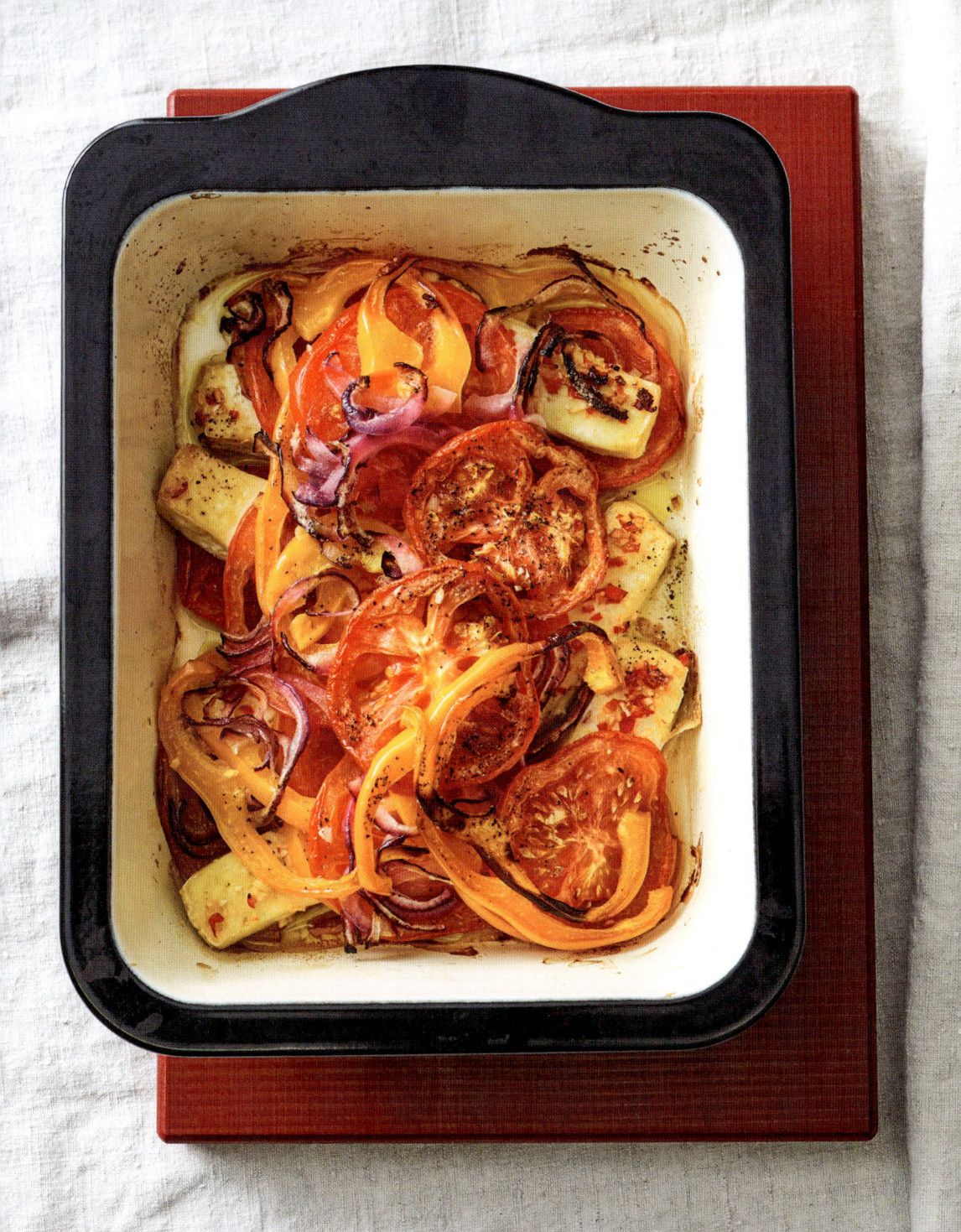

REGISTER

Vegetarische Rezepte, die im Buch mit einem ◖ gekennzeichnet sind, sind hier grün abgesetzt.

Abkürzungsverzeichnis:
E = Eiweiß
EL = Esslöffel
(gestrichen)
F = Fett
kcal = Kilokalorien
KH = Kohlenhydrate
Msp. = Messerspitze
Pck. = Päckchen
TK = Tiefkühl
TL = Teelöffel
(gestrichen)
Ø = Durchmesser

Projektleitung: Verena Kordick
Lektorat: Petra Teetz
Korrektorat: Waltraud Schmidt
Innen- und Umschlaggestaltung: independent Medien-Design, Horst Moser, München
Herstellung: Mendy Willerich
Satz: Kösel, Krugzell
Reproduktion: medienprinzen GmbH, München
Druck und Bindung: Firmengruppe APPL, aprinta druck, Wemding
Syndication: www.seasons.agency
Printed in Germany

2. Auflage 2020
ISBN 978-3-8338-7702-5

www.facebook.com/gu.verlag

GRÄFE UND UNZER

Ein Unternehmen der
GANSKE VERLAGSGRUPPE

DIE AUTOREN

Prof. Dr. med. Bernd Kleine-Gunk zählt zu den weltweit führenden Anti-Aging-Medizinern. Er ist Herausgeber des ersten deutschen Fachbuches für Anti-Aging-Medizin und Präsident der German Society of Anti-Aging Medicine (GSAAM). Regelmäßig veranstaltet er Kongresse, Seminare und Fortbildungsveranstaltungen.

Lena Merz absolvierte ein journalistisches Studium, ein Volontariat bei einer großen Food-Zeitschrift und verfügt über viele Jahre Berufserfahrung als Redakteurin. Seit 2018 schreibt sie selbstständig auf verschiedenen Online-Plattformen und in Kochbüchern sowie auf ihrem Foodblog www.lenamerz.de.

DIE FOTOGRAFIN

Coco Lang shootet Food und Stills in ihrem Werkstattstudio direkt am Münchner Viktualienmarkt. Als Foodstylist unterstützte sie bei diesem Shooting **Nils Lichtenberg**.

BILDNACHWEIS

Autorenfoto Prof. Dr. med. Bernd Kleine-Gunk: privat; Autorenfoto Lena Merz: Sabrina Sue Daniels; alle anderen Fotos: Coco Lang

Umwelthinweis:
Dieses Buch ist auf PEFC-zertifiziertem Papier aus nachhaltiger Waldwirtschaft gedruckt.

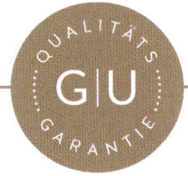

LIEBE LESERINNEN UND LESER,

wir wollen Ihnen mit diesem Buch Informationen und Anregungen geben, um Ihnen das Leben zu erleichtern oder Sie zu inspirieren, Neues auszuprobieren. Wir achten bei der Erstellung unserer Bücher auf Aktualität und stellen höchste Ansprüche an Inhalt und Gestaltung. Alle Anleitungen und Rezepte werden von unseren Autoren, jeweils Experten auf ihrem Gebiet, gewissenhaft erstellt und von unseren Redakteuren/innen mit größter Sorgfalt ausgewählt und geprüft.

Haben wir Ihre Erwartungen erfüllt? Sind Sie mit diesem Buch und seinen Inhalten zufrieden? Haben Sie weitere Fragen zu diesem Thema? Wir freuen uns auf Ihre Rückmeldung, auf Lob, Kritik und Anregungen, damit wir für Sie immer besser werden können. Und wir freuen uns, wenn Sie diesen Titel weiterempfehlen, in Ihrem Freundeskreis oder online.

Sollten wir Ihre Erwartungen so gar nicht erfüllt haben, tauschen wir Ihnen Ihr Buch jederzeit gegen ein gleichwertiges zum gleichen oder ähnlichen Thema um.

KONTAKT

GRÄFE UND UNZER VERLAG
Leserservice
Postfach 86 03 13
81630 München
E-Mail: leserservice@graefe-und-unzer.de

Telefon: 0 08 00 / 72 37 33 33*
Telefax: 0 08 00 / 50 12 05 44*
Mo – Do: 9.00 – 17.00 Uhr
Fr: 9.00 – 16.00 Uhr (*gebührenfrei in D,A,CH)

APPETIT AUF MEHR?

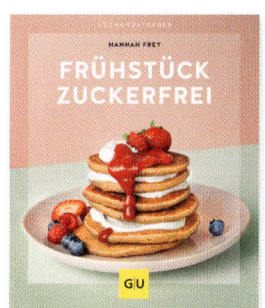

ISBN 978-3-8338-7295-2

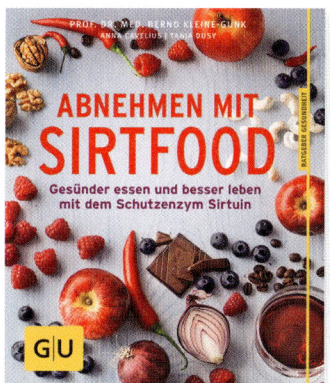

ISBN 978-3-8338-5936-6

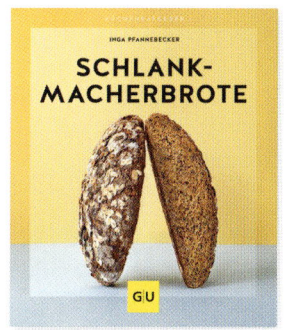

ISBN 978-3-8338-7347-8

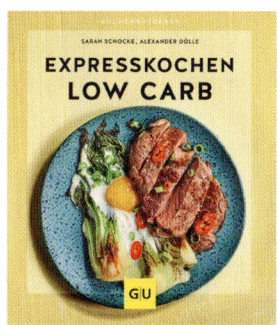

ISBN 978-3-8338-6850-4

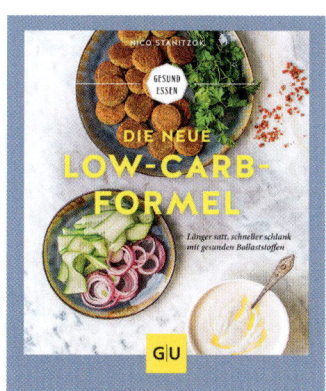

ISBN 978-3-8338-7339-3

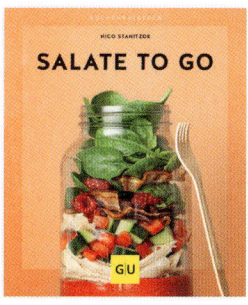

ISBN 978-3-8338-7300-3

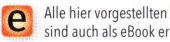
Alle hier vorgestellten Bücher
sind auch als eBook erhältlich.

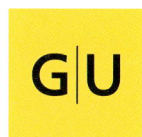

DIE »GU KOCHEN PLUS«-APP

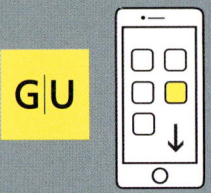

1 APP HERUNTERLADEN

Laden Sie die kostenlose »GU Kochen Plus«-App im Apple App Store oder im Google Play Store auf Ihr Smartphone. Starten Sie die App und wählen Sie Ihren Küchenratgeber aus.

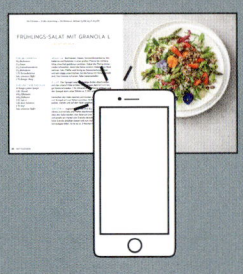

2 REZEPTBILD SCANNEN

Scannen Sie das gewünschte Rezeptbild mit der Kamera Ihres Smartphones. Klicken Sie im Display die Funktion Ihrer Wahl.

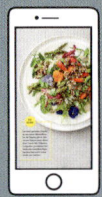

3 FUNKTIONEN NUTZEN

Sammeln Sie Ihre Lieblingsrezepte. Speichern und verschicken Sie Ihre Einkaufslisten. Oder nutzen Sie den praktischen Supermarkt-Finder und den Rezept-Planer.